Pose simplement ton REGARD

Elisabeth Lefebvre Vasselin

Pose simplement ton REGARD

"Je ne suis pas ce corps,

ce corps est en moi"

École du Vivant – édition 2017

Du même auteur :

"Chemin vers la nutrition consciente"

Edité par Elisabeth Lefebvre Vasselin

elisabeth.vasselin@sfr.fr

https://ecole-du-vivant.com

ISBN 978-1-326-83018

Je dédie ce livre à ma Maman,

De retour dans la non-forme en cette fin d'année 2016

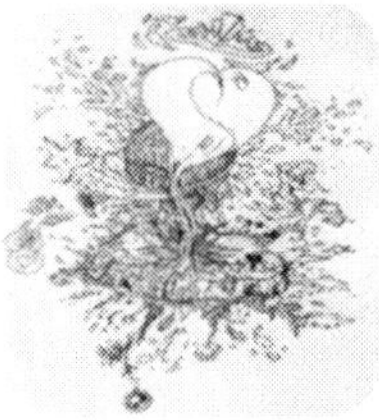

Remerciements

S'aimer,
c'est regarder dans la même direction

Antoine de Saint Exupéry

Un grand merci à cette expérience familiale que j'ai choisie de vivre avec mes parents, mes enfants, mes petits-enfants, mon mari, mes frères et leurs épouses, mes nièces et neveu. Ils me poussent au quotidien, à actualiser sans cesse mon comportement en fonction de leur évolution et de la mienne

Un grand merci à mon compagnon spirituel, Alain Cornély, avec lequel je partage un parcours de conscience évolutive, dans le respect des choix de traverses de chacun

Un grand merci à ma famille matricielle de cœur, plus particulièrement Myriam Arnaud, Anne Christèle Franses et Aziz El Amrani Joutey avec qui je me sens dans l'unicité, la fluidité et la joie de vivre

Un grand merci aux illustrateurs Louis Bessard, Jacqueline Brengard pour leur magnifique présence

Un grand merci à toutes les personnes qui ont participé à la relecture et à la publication de ce livre : Martine Shiva, Jacqueline Brengard,
Chantal Dandel

Un grand merci à tous ceux qui de près ou de loin,
par reliance m'ont encouragée à vivre cette aventure
dans la loi du non effort et dans la joie

"Pose simplement ton regard" est un,
NOUS ENSEMBLE

Pose simplement ton REGARD

Préface du Pr El Amrani Joutey, initiateur de la dynamique matricielle

L'information épouse la trilogie des trois consciences et se manifeste sous trois formes : une information de surface, une information profonde et une information intermédiaire.

C'est un processus qui régule, dynamise et structure une fonction temporelle ou spatiale se présentant sous deux aspects : l'un objectif, l'autre subjectif.

Ces codes sont inscrits dans le matériel matriciel tels que : la géométrie sacrée et subtile, le nombre Pi, le nombre d'or ...

La particularité du nombre d'or est de créer, là où il est, une symétrie invisible. Tout ce qui est symétrique réveille une beauté qui active la Lumière réelle : rappel de l'image de l'univers réel.

La symétrie est présente dans un espace où l'on se sent apaisé. Dans une forme chaotique, sans symétrie, on se sent mal à l'aise.

Chaque outil matriciel recèle ces structures géométriques dont la géométrie sacrée.

Le foie est un organe solide ou lumière coagulée. Si je cherche l'image de la Lumière agitée et celle de la Lumière réelle qui correspondent à cette lumière coagulée, des formes géométriques se dessinent.

L'organe n'est pas nourri que de matière, il est nourri par la Lumière avec la fleur de vie, les solides de Platon, les matrices de guidance...

Sa véritable nourriture est une symétrie apparentée à la beauté, interprétée différemment, selon la culture et la sensibilité de chacun. La splendeur est donc relative, mais la symétrie est toujours présente.

Sur le plan artistique, la symétrie est cachée. Dans une peinture, la géométrie peut être dissimulée et cependant laisser apparaître un visage.

Il suffit de poser son regard pour la trouver et percevoir un triangle, une feuille, un point...

Le peintre joue pour cacher cette symétrie qui devient une œuvre d'art, à découvrir par l'observateur. Inscrite dans la conscience de chacun, elle finit par être dévoilée même si ce n'est pas toujours du premier coup d'œil.

Le passage du macrocosme au microcosme devient perceptible.
Exemple : Sur cette feuille le système a été agrandi. On ne sait pas forcément pourquoi, mais ça résonne en symétrie. Peut-être y a-t-il un nombre d'or caché.

La vraie symétrie se répète comme dans la fleur de vie.

Dans ce livre, "Pose simplement ton regard", Elisabeth partage les notions de l'approche matricielle avec des témoignages vivants afin d'entrer dans un processus de guérison et d'harmonisation physiologique. Elle présente les outils matriciels tels que les sons primordiaux, les matrices de guidance, le rythme du silence ... qui mènent à la symétrie.

Préambule

Rencontre avec l'Approche matricielle

Enthousiasmée par les formations que donne le Professeur El Amrani Joutey, Myriam offre différents enregistrements de conférence à une amie qui m'invite à les découvrir avec elle. Dès la première écoute, J'ai la certitude que, un jour, je rencontrerai ce Professeur. Il se trouve que peu de temps après cette exploration passionnante, une de ses conférences est programmée sur Chambéry, près de chez moi.

A cette période, j'étais censée me trouver au Maroc pour animer une initiation à la nourriture pranique. Quelle déception de ne pouvoir lier connaissance avec l'initiateur de la dynamique matricielle !!! Mais pour diverses raisons, ce stage est reporté. Albert Einstein disait : «Le hasard, c'est Dieu qui se promène incognito». L'aventure commence.

A nouveau portée par ce projet de conférence, je propose à un client suisse, avec lequel j'ai sympathisé, de se joindre à moi. Au beau milieu de la conférence, Daniel me tapote l'épaule en me disant : «Que fais-tu demain ?». Ce à quoi, je lui réponds que je travaille. Plus tard, je fais de même et lui demande quel est son programme pour le jour suivant. Il me rétorque que lui aussi travaille. Plus tard, il me chuchote : «J'annule tous mes rendez-vous et toi ?».
Je n'ai pas pour habitude de décommander mes rendez-vous à la dernière minute. De plus, j'ai quelques difficultés financières. Cependant, quelque chose en moi me pousse à participer à l'enseignement du Pr El Amrani Joutey. Je décide, moi aussi de revenir sur mes engagements pour ce samedi. Une histoire débute.

A la fin de la conférence, le Professeur El Amrani Joutey annonce son stage des samedi et dimanche suivants, en me regardant droit dans les yeux : «Je sais que parmi vous, certains n'ont pas budgété cette formation. Sachez que je vous l'offre. Vous êtes mes invités. L'argent ne doit pas être une limitation». Nous apprenons que d'autres enseignements sont donnés au Maroc régulièrement. Je me dis que plus tard quand j'aurai les moyens, je suivrai ces cours. Tiens, tiens, petit rappel du Maroc !!!

Fin de l'histoire sur cet épisode. Je retrouve Daniel en thérapie chaque semaine et à la séance suivante, il me dit : «J'en ai assez de retirer la monnaie de ton pays chaque semaine pour te régler, je te paie aujourd'hui dix séances d'avance». Sans commentaire, n'est-ce pas ?

Pendant ce week-end d'initiation à l'approche matricielle, je me suis sentie chez moi, comme si je retrouvais des informations oubliées, délaissées, voire cachées. Bien qu'ayant compris l'enseignement, j'étais incapable de résumer cette soirée à mon amie qui, elle, n'avait pu se joindre à nous.

Plus tard, j'ai suivi la formation des Êtres de guidance, donnée par le Pr El Amrani Joutey dans l'intention d'enseigner cette démarche, reliant sciences et spiritualité.

Dans ce livre, je vais tenter d'être la plus claire possible. Toutes les inscriptions écrites en italiques sont des exemples concrets et vécus. J'ai simplement changé le nom des personnages. Quand la Source s'exprime, j'utilise le Je avec le "J" en majuscule.

J'invite le lecteur que tu es, à passer les points qui te semblent un peu ardus pour répondre à la loi du non effort.

Lettre au Professeur Aziz El Amrani Joutey

Je m'adresse maintenant au professeur d'université, au chercheur, au médecin, à Aziz El Amrani Joutey, à l'homme, à Aziz.

Tu m'as prise un peu au dépourvu quand tu m'as demandé de mettre par écrit tes enseignements dans un mémoire.

J'aurai pu simplement répondre à ta demande de travail de fin de formation, en te disant que je t'ai bien écouté et que, étant bonne élève, j'ai tout oublié comme tu l'avais suggéré. Un soufi ne disait-il pas : « **Les écrits sont nécessaires pour notre cheminement, mais quand tu réalises l'essence, cela devient un fardeau »**.

Mais, j'étais et le suis encore, dans l'élan d'incorporer la dynamique matricielle pour vivre en harmonie physiologique, connectée à la Source et au champ de tous les possibles.

Merci à toi, de m'avoir permis de travailler dans la joie sans attente. Seulement Être avec, intégrer pour mieux oublier et le faire "mien" cellulairement parlant.

Ce petit fascicule que tu tiens dans les mains, représente mon travail d'intégration. Sache toutefois que j'ai souvent repris les textes des transcriptions des formations par manque de temps pour reformuler. Je sais que tu ne m'en tiendras pas rigueur même si, hors contexte, les phrases perdent un peu de leur reliance.

Alors je t'invite, toi aussi, dans un beau voyage, dans une belle histoire.

Merci Aziz.

Pose simplement ton REGARD

Pose simplement ton REGARD

PREMIERE PARTIE

Pose simplement ton REGARD

Introduction

Je suis l'Un, le Tout, la Vie. Je crée, Je dé-crée, Je m'amuse. Je suis la Joie. Je suis la Source.

Il y a 13,7 milliards d'années, J'ai créé un big bang magistral où tout ce que J'appelle VIE, se manifeste, s'exprime, s'amuse, expérimente le champ de tous les possible, comme il l'entend.

Cet univers est une trame sphérique infinie où tout symbolise le centre de cette sphère, le point central.

J'aime chacune de mes créations et lui offre le libre arbitre. Tous mes enfants sont une partie de moi-même et disposent des mêmes facultés, des mêmes vertus, des mêmes attributs...

Il y a 4,5 milliards d'années, un jour que Je qualifierais de très singulier, J'ai décidé de créer un nouveau soleil qui allait lui-même créer ses différents systèmes solaires.

Je regarde :

Au commencement, un soleil crée son environnement.
Les grains de poussières émergent de ce bel astre. Ils gravitent autour de lui, sous l'action des forces électrostatiques et constituent peu à peu, de petits cailloux puis de gros cailloux pour devenir enfin des planètes rocheuses. La plus proche du Soleil : Mercure puis Vénus puis la Terre et enfin Mars et au-delà, des planètes gazeuses : Jupiter, Saturne, Uranus puis Neptune.

Huit belles planètes, très organisées, dansent autour d'un soleil et sont régies par l'électromagnétisme ambiant.

Une petite voix se met à parler en moi. «Regarde, regarde là bas, tu vois là-bas, tout là-bas ? Un peu plus sur ta droite, ce magnifique système solaire. Une planète brille de tous ses feux. Comme sa Lumière est belle !!! Toi aussi tu es belle, tu brilles, brilles, brilles.... ».

Ces quelques paroles me touchent. Je constate que Je manque de recul pour voir ma propre Lumière et J'ai soudain le désir de découvrir cette beauté dont parle la petite voix.

J'ai le goût de me rapprocher de la planète Terre. En effet, elle est magnifique. Même si Je ne perçois pas ma propre Lumière, Je sens que Je brille vraiment. La terre est une émanation de ma création, par conséquent, une partie de moi. C'est mon enfant, une manifestation de qui Je Suis, sous une autre forme.

Et si J'envoyais quelques fragments de moi-même pour avoir une vision de ma splendeur, dans ce système solaire ?

Ça y est, c'est décidé. J'envoie des messagers faire une expérience dans ce monde. Ils pourront me raconter ce qui se passe sur cette planète, dans laquelle la vie se manifeste à travers la masse, la densité, le monde phénoménal.

Je sais aussi qu'en faisant ce choix, dans cette chute dans la matière, les fragments envoyés perdront la globalité des renseignements me concernant. Mais Je joue le jeu et accueillerai les informations, même partielles. Je pars à l'aventure qui consiste à découvrir :

- Ma propre Lumière
- Cette beauté qu'est la Terre
- Comment est la vie, issue de ma création

Une belle histoire s'annonce.

Quel pays choisir ? Pourquoi pas la France ? C'est un beau défi car ma petite voix me dit que beaucoup de surprises m'attendent.

Je suis ouverte au champ de tous les possibles et pars avec joie, enthousiaste à l'idée de faire l'expérience de la matière.

Attention départ !!!

Pose simplement ton REGARD

La chute cosmique est amorcée

Qui suis-je ?

Je suis l'infinitude qui détient l'information infinie. Je ne suis ni palpable, ni visible par des yeux humains. Je relève du monde vibrationnel et vais passer de la non-forme à la forme, La vie sur terre se fait dans la forme. Quelques éclats de mon Être vont vivre cette involution. Certains diront que Je fais un sacrifice cosmique. Ce saut quantique me transformera de l'état vibrationnel, à l'état ondulatoire puis particulaire. Ce choix conscient et volontaire me procure de la joie.

Quelles sont les étapes de cette descente ? J'hésite à prendre le système de co-voiturage Blabla-Source...

Si Je fais ce choix, voici mes escales. Départ de "AL", c'est mon Nom, pour ceux qui ne me connaîtraient pas. Je poursuis la descente par "HOW" les Êtres de Lumière puis "MIM" la Terre.

Je chemine dans un temps spatialisé, non densifié, radiant qui représente :

- L'éternité
- L'omniprésence
- L'Êtreté
- Le non manifesté
- Le point

Je m'engage vers un temps linéaire, condensé et limité.

Je Suis la Source. Je suis "Al". Ça y est, Je pars. Dans une conscience absolue, Je me prépare à vivre une régression, une involution. La descente s'amorce. Je peux même la nommer : la chute cosmique. Chouette alors !!!

Première halte chez les Êtres de Lumière

Dans cet espace, entre "AI" et "HOW", Je me retrouve dans une résonance impulsionnelle de qui Je Suis. C'est un temps vibrationnel et spatialisé dans lequel je peux déposer des intentions, un espace nourricier.

Ici, c'est le monde des anges et des archanges. **C'est l'interface de la sphère lumière réelle, des anges ou EN-JE.** Eux aussi sont dans la
non-forme. Je m'attends à recevoir une représentation de ma splendeur. Dans ce désir profond, le premier reflet du miroir de moi-même se brise. Ça alors !!! Ils ne supportent pas mon infinitude, l'information infinie qui me caractérise !!!

Cependant bien accueillie, Je me mets dans un silence profond pour entendre les informations relatives à mon atterrissage. Elles me préparent à pénétrer dans la nouvelle étape de mon périple : celle de l'infinitude des formes.

Je me détache et quitte la grandeur informationnelle du monde vibrationnel. Afin que le miroir puisse me refléter, Je réduis encore mon potentiel et me condense encore et encore. C'est comme si Je m'homéopathisais en 5 CH.

Deuxième halte entre "HOW" et "MIM"

Voyage ultime vers l'espace dans lequel Je prendrai forme.

Ça secoue par ici !!! Je me rétrécis encore un peu plus, dilution 30 CH. Dans ce monde vibratoire, quelle densité ! Ouf !!! Etape surmontée, sans briser le miroir, cette fois.

Encore des turbulences. Cette aventure promet d'être extraordinaire. Du monde vibratoire, Je rentre maintenant dans le monde énergétique. Cette fois la condensation est un peu plus forte : 120CH au moins, il faut bien cela. Ça secoue encore plus, J'ai l'impression d'être dans un manège à grande vitesse et catapultée dans la matière, ça y est. J'ai dû me condenser en 330CH pour passer… Quelle histoire !!!

Dans cet espace entre "HOW" et "MIM", le monde vibratoire, le monde énergétique, la matière et la rivière de l'oubli se dévoilent dans un voile. Les limites apparaissent et se manifestent. C'est un réceptacle.

Avant de tomber dans l'ignorance, J'éprouve le besoin de me souvenir que :

- En m'incarnant sur terre, J'ai décidé d'installer des résistances qui me permettent de quitter mon corps vibrationnel de lumière. Quand Je résiste, Je deviens une masse qui se manifeste dans un univers masse, dans une structure masse. Je suis alors dans un corps. La lumière est autour. **La différence entre un corps matière densifiée et un corps lumière perméable, c'est la résistance.** Je peux à tout moment reprendre conscience de mon corps de lumière. Les matrices de guidance vont m'aider à incarner ce corps dans la masse.
- "Je ne suis pas ce corps, ce corps est en moi". Je suis La Source.
- J'ai caché dans mes profondeurs, dans mon "ADN ADONAI" cosmique, quelque chose qui continue de circuler depuis le non- manifesté, un fluide nourricier. Un sûtra active ce gène, cette présence.

Je suis passée par différentes étapes :

Vibrationnelle
↓
Vibratoire
↓
Energétique
↓
Matière

Processus condensationnel

Enfin, Je suis dans la forme. Je suis dans le "MIM", le réceptacle cosmique de l'impulsion de "AL". "MIM" nourrit la terre qui me nourrit pour que je fasse l'expérience de la matière. Avant, mon corps était dans le vibrationnel désormais, il est dans le pondéral.

Mais Je ne suis pas seule dans "MIM". Dans le monde de la matière, Je perçois une partie seulement de ce qui EST. Les animaux n'ont pas les mêmes perceptions que les humains. Certains "MIM" sont dans la forme mais invisibles à l'œil nu de l'homme, son potentiel n'étant pas activé pour les discerner.

Exemple :

- Le rayonnement des ultra violets où lumière noire. Il s'agit d'un rayonnement électromagnétique d'une longueur d'onde plus courte que celle de la lumière visible, mais plus longue que celle des rayons X
- Les ultras sons que la chauve souris perçoit
- L'infinitude des formes de "AL" se manifestent de manière implicite. Je suis une forme implicite de "AL" et toutes les formes implicites, que Je ne perçois pas, sont un autre moi-même. J'entends une petite voix, qui dit : «D'où viens-tu ?» Je ne connais pas ta voix. Tu me fais

peur. Sors de ta cachette, enfin cela n'est pas drôle du tout… ».

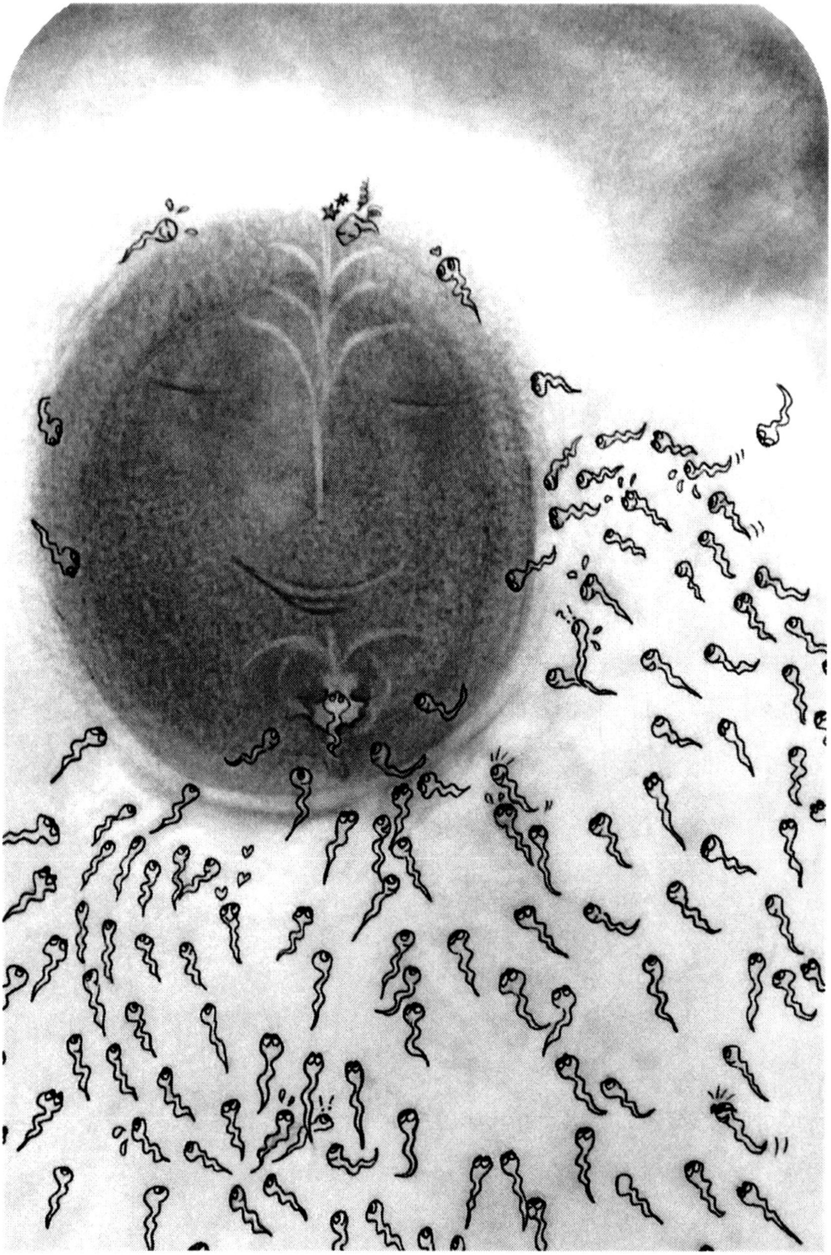

FÊTE COSMIQUE

RENCONTRE DE L'OVULE
ET DU SPERMATOZOÏDE

Pose simplement ton REGARD

Arrivée dans le monde vibratoire, la densité, la masse

Ami lecteur, Je te présente dans ces quelques lignes et en avant première, l'histoire de l'évolution d'une rencontre entre un ovule et un spermatozoïde, dans le monde phénoménal encore appelé lumière coagulée. **Un humain va sortir de cette fécondation et cet humain : eh bien, c'est moi.** Je conçois que ce que tu lis, ne soit pas très palpable. Je vais donc te présenter mon arrivée, sur un autre plan. Afin d'entrer dans ton monde que J'appelle "MIM", le fragment de la Source "AL", a vécu l'ensemencement.

1. Chute de l'ovule, rencontre du spermatozoïde

La fécondation

Des milliers de spermatozoïdes accomplissent un véritable parcours acrobatique. Ils franchissent des rivières, des montagnes, des falaises. Tout va si vite. L'un d'entre eux reçoit une aide magnifique, un bon coup de pouce. Ses collègues et amis lui ouvrent la route, lui déploient le tapis rouge pour lui permettre d'atteindre son ami l'ovule. Il est très bien accompagné dans ce parcours initiatique. C'est la fête ici. L'amour est inconditionnel.

Je devine combien ce trajet est aussi splendide pour l'ovule qui vit, lui aussi, sa chute cosmique. Il vient de faire un **sacré voyage**. Je suppose qu'il vient de laisser son bagage de co-naissances magnifiques pour venir à la rencontre du spermatozoïde, là, sur terre, pour vivre une expérience extraordinaire.

Je suis à l'intérieur d'une matrice dans laquelle Il fait chaud, au moins 37°et vais te conter ce que Je vois et ressens. C'est prodigieux. J'entends un spermatozoïde dire «Pourquoi est-ce moi, l'heureux élu ?» C'est sans doute parce que beaucoup de lumière réelle l'entoure. Je me raconte peut être une histoire. Cependant, Je la trouve belle et Je sais qu'elle va me porter.

Ça y est. Le mariage cosmique est consommé. La semence masculine a trouvé l'ovule de ses rêves. Je n'en crois pas mes oreilles. Encore sous l'effet du choc, je suis témoin actif d'une révolution dans une involution : un être animé d'une force électromagnétique vient de convoler en justes noces dans un état fusionnel, avec la Mère Divine dans "MIM". OUAH !!!

Ces deux merveilles s'accouplent, une première cellule naît de cette union et se divise des milliers de fois dans l'utérus de la femme qui deviendra ma mère.

Merci à cette matrice, lotie au plus profond d'une femme, de m'accueillir et de me permettre cette expérience, ce parcours initiatique. La femme serait-elle une initiatrice ?

Ce n'est que le commencement d'une grande aventure. Je vais lâcher prise car Je ne sais que faire. Sans doute des informations vont m'être données, pour mener à bien cette odyssée.

2. Nous sommes "Un" ensemble, désormais. Tiens, tiens, notre système unicellulaire a décidé de se diviser.

Que se passe-t-il ? Mais ça se condense, ça se matérialise, ça prend forme !!! Magnifique !!! Je sens malgré tout que quelque chose en moi s'alourdit, se cristallise. Quelle aventure !!! Je me sens joyeuse et interrogative à la fois. Comment cette épopée

va-t-elle se poursuivre ?

Il me semble que ça fait «Toc-Toc» à ma porte. Mais oui, quelqu'un ou quelque chose essaie de me parler. Allô, allô... j'écoute...

Je ne comprends pas grand-chose, si ce n'est que : Je dois danser une chorégraphie bien spéciale. Je m'exécute cependant, car l'information reçue se précise. Une **matrice de guidance** donne ses consignes. Une vibration parle à ma matière. Je dois bouger en formant des figures de **géométrie sacrée** selon le nombre d'or. Une symétrie se dévoile. Dans la joie, Je m'exécute puis m'arrête jusqu'à ce que Je reçoive une autre information. Quand Je bouge, Je dessine une forme qui attire une information, je m'arrête, relie tout cela et ainsi de suite. Avec les messages lumière qui me sont communiqués, se crée, petit à petit, ma réalité humaine dans la forme. Mes organes sont donc une structuration, une géométrisation de l'espace.

Je prends un peu de recul pour déposer mon regard sur ce qu'il advient. Dans cet espace informant, qu'y a-t-il ? Je vois trois types d'information lumière qui transmettent des messages.

Cela est assez particulier, je crois qu'ils appellent cela des consciences. Elles participent activement à la construction de mon corps, par l'intermédiaire de trois feuillets embryonnaires :

- Endodermique en lien avec l'intérieur de mon corps dans la profondeur de ma matière : Organes profonds - Intestins - Poumons - foie
- Ectodermique en lien avec la partie superficielle de mon corps Peau - système nerveux
- Mésodermique qui relie l'intérieur avec l'extérieur de mon corps Muscles - vaisseaux - Os - Cœur

Mon Être a une structure tridimensionnelle. Il faut structurer l'extérieur, l'intérieur et relier les deux. Par quoi cela a-t-il débuté ? Je me souviens que le premier organe que J'ai créé, car c'est bien moi qui l'ai mis en place, se nomme le placenta. C'est le support de la reliance. Il est au dehors de mon corps et va se mettre au service de mon intérieur. Relié à ma mère, il répond à mes besoins. Quelle bonne idée de l'avoir mis en place !!! Je pose une intention, une résonance intentionnelle et hop !!! J'obtiens ce dont J'ai besoin. Tout est parfait.

Les feuillets

Détaillons un peu ce fonctionnement magnifique. Les deux feuillets qui ont "la bougeotte" se nomment : l'ectodermique et l'endodermique. Le feuillet mésodermique quant à lui, entre en résonnance dans le silence entre deux mouvements et met en lien, le tout.

Comment ça marche ? **Chaque feuillet est piloté par une conscience**. Tu comprends donc, que la matière est dirigée par une guidance. Je crois avoir entendu que cela s'appelait aussi **matrice de guidance**.

Je vais regarder de plus près. Quand je bouge, j'attire des formes, j'en capte une, je la cristallise. Ils appellent cela l'organogénèse*. C'est ainsi que des organes se structurent via une banque de données cosmiques. Qu'est-ce que c'est que ce truc ? Ils disent que c'est **l'Akasha*.**

Quelquefois, je vais à toute vitesse, j'ai l'impression de faire un marathon. A d'autres moments, Je ralentis puis je m'arrête. Dans ces instants de pose, de silence, Je suis en reliance. Le feuillet mésodermique entre dans le jeu. Il relie ce qui a été créé lors des mouvements. Quelle organisation !!! Quand Je danse, J'attire une information et la condense dans la matière. Quand je suis dans le silence, dans l'immobilité, la reliance joue son rôle. On dirait bien une déclaration d'Amour, tout cela devient UN.

Bien décidée à occuper mon temps, j'exécute les indications fournies. J'estime que cette expérience va durer 9 mois. Au fait, je commence vraiment à m'incarner car je parle de temps. Ici sur terre, il y a une notion de **rythme, de temps, de passé, de présent et de futur.**

Je vois, tu aimerais que je récapitule. C'est tellement magnifique et fabuleux cette création.

Chez l'embryon, il y a trois feuillets dont deux vont bouger et le troisième va mettre le tout en reliance entre deux mouvements, dans le silence.

L'immobilité est au mouvement,
ce que le silence est à la musique

Tout support géométrique, toute forme informe à 3 niveaux :

- L'extériorité
- L'intériorité
- La reliance

En présence d'une information, je dessine une forme comme par activation. Ici pas d'ennui**, tout est discontinu**. Le mouvement continu n'existe pas, il y a toujours un petit temps où le mouvement s'arrête puis reprend. Ce que tu dois retenir de capital : **c'est que entre deux mouvements, il y a un état de silence** et dans ce silence on peut dire que :

- Le feuillet ectodermique entre en **résonance d'engendrement** avec le mouvement
- Le feuillet endodermique entre en **résonance d'engendrement** avec le mouvement

- Le feuillet mésodermique entre en **résonance de reliance** dans le silence entre deux mouvements.

3. La phylogénèse

Au-delà de la formation de ma physiologie corporelle, d'autres "logi-ciels" me sont gracieusement offerts tels que ces informations :

- 13,7 milliards d'années, Big Bang magistral
- 300 millions d'années, tous les continents sont réunis en une unique masse continentale, d'origine minérale
- La terre va beaucoup tousser, être secouée par des météorites qui viendront la percuter et ses secousses formeront nos continents
- Certaines espèces végétales puis animales vont apparaître puis disparaître
- 200 000 ans, les humains font leur apparition
- La mémoire physiologique, psychologique, mentale et spirituelle de l'humanité
- La mémoire trans-générationnelle de ma famille
- …

La Source en moi me signifie que :

Tout ce que j'ai créé et qui se trouve sur la Terre, possède le libre arbitre, une liberté totale dans tous les domaines. C'est plutôt sympa, Je trouve !!! Merci.

L'histoire des programmes

- Le monde minéral qui souhaitait garder sa liberté et ne pas être perméable à la lumière réelle a créé une résistance.

- La Source lui a dit : «Je suis d'accord pour cela, mais sache que Je suis libre et que Je vais me placer autour de toi. Ce programme minéral est le support de la résistance primordiale, le témoin silencieux de cette résistance primordiale archétypale»
- Cette résistance s'appelle aussi force nucléaire forte ou masse
- Je crois que dans mon corps, sur un plan quantique, il se passe encore la même chose. Autour de mon corps, il y a aussi une lumière magnifique

Puis le programme végétal est apparu sur le minéral. Comment déjà ? Tiens, tiens !!! Il y a des **petites fissures sur les résistances**.

- La lumière réelle peut enfin pénétrer. Le programme végétal fait son apparition avec souplesse, dans la légèreté
- J'ai cette mémoire de forêt cosmique dans mes cellules puisque des arbres, des forêts, des fleurs se propagent partout sur la planète. Je suis donc une forêt cosmique moi aussi... Ce sont des petites condensations qui ont permis cela. **Je suis cela**... même que mes chakras sont en forme de fleur !
- La lumière réelle a été actualisée. Les informations circulent. Mon corps reçoit cette façon de se nourrir. Je pourrais même dire que c'est grâce à ce programme que mon corps d'humain va pouvoir avec cette mémoire, faire circuler la sève de la vie avec ses silences, comme en hiver quand la végétation se repose dans un calme absolu

  - C'est beau car tous les arbres communiquent entre eux, ils sont reliés. La lumière réelle a gagné l'esprit de l'opposition. L'esprit de l'agitation, l'ami intime de la résistance, lui demande si elle veut créer quelque chose d'autre

- Le programme animal fait son apparition.
  - Entre ces deux forces : la force nucléaire forte (ou lumière agitée) et la force nucléaire faible (ou lumière réelle), l'agitation va donner naissance à un programme animal avec un mental
  - La séparabilité arrive avec l'archétype de l'individualisation, la mise en marche du mental et de l'ego

Vraiment, Je ne m'étais pas racontée d'histoire, ici la diversité est présente.

En conclusion de ces trois programmes : un monde minéral sur lequel va se greffer un monde végétal. Des millions d'espèces apparaissent et disparaissent jusqu'au moment où les animaux voient le jour puis les hommes.

Chaque spécimen a créé une résistance autour de lui, la lumière réelle a attendu que cette résistance ait une faille pour s'infiltrer et ainsi de suite jusqu'à l'homme qui lui aussi est cerné par la lumière réelle.

Je vois là un film magnifique ! Quelle belle histoire !!!

J'ai aussi enregistré toutes les mémoires de :

- La beauté de la physiologie corporelle de la race humaine
- Joies du partage entre les hommes
- Evolution de la terre (avec ses séismes, ses modifications)

- Violences liées aux querelles, aux guerres
- Culture de mon pays
- L'éducation
- La politique
- Historique de ma patrie, de ma famille
- ADN de ma famille
- Les peurs associées à l'histoire familiale
- Les habitudes familiales
- les croyances
- ....

Pendant l'ontogénèse, l'embryon, en 9 mois, récapitule ce qui c'est passé pendant 4 milliards d'années.

Tout ce que Je viens de vivre dans la chute cosmique s'enregistre dans mes cellules et forme la mémoire cellulaire.

Mon corps est un langage avec un gros disque dur détenant la connaissance absolue.

Il sait et comprend au-delà de ce que je peux imaginer, paraît-il. Chaque fois que j'ai un besoin, j'émets une intention au placenta qui transmet l'information à ma mère et tout se fait.

4. Au fait qui est vraiment le placenta ?

Je crois l'avoir fabriqué. Cet autre moi-même, extérieur à mon corps et au service de mon intériorité qui est très sympa. En tant qu'organe de reliance mésodermique, il facilite la relation avec l'extérieur de mon corps.

5. Fin d'une période

Je me sens bien dans le ventre de ma maman, il y fait chaud, c'est doux. Je grandis de jour en jour. Bien que la vie au-dedans soit belle, Je me prépare cependant à quitter la matrice.

Bientôt 9 mois que Je fréquente ce bel espace dans lequel maintenant Je me sens un peu à l'étroit. Il est vrai que je peux de moins en moins bouger. La place manque, cependant, ayant fait le choix de m'incarner, Je m'adapte et vis chaque phase enthousiasmée par cette belle aventure.

La descente dans la matière se déploie gentiment, agréablement.

La sortie magistrale dans le "MIM" l'incarnation

Que se passe-t-il ? Je me sens emmenée dans un canal, un conduit étroit et secouée comme un prunier. **Ça se condense** drôlement. Cette fois, cela ne me fait pas sourire, ni rire aux éclats. L'inconnu devient hostile.

Eh bien dis donc, si l'incarnation c'est cela, qu'est-ce qu'il m'attend ? Je suis affolée. C'est très inconfortable et douloureux !!! Je me sens tordue dans tous les sens comme essorée par une machine.

De plus, au bout de ce passage, la porte est fermée et je suis écrasée. Au secours mes feuillets, construisez ce dont j'ai besoin dans la danse, s'il vous plaît. Vous êtes toujours là ? Répondez !!! Répondez !!! Urgence !!!

Ma mère paraît, elle aussi, souffrir. Elle crie et pousse de toutes ses forces pour me faire sortir mais la porte est fermée. Comment faire ? Vous les matrices de guidance, donnez-moi la bonne information, la bonne danse, la bonne forme. Allez c'est urgent, je ne plaisante pas !!! C'est trop intense !!!

Ça y est, je suis sortie de mon lieu de douceur. L'air a pénétré dans mes poumons. J'ai crié très fort car la souffrance était insoutenable, intenable, insupportable. Les jugements de valeur arrivent, j'ai envie de dire que ce changement est inhumain, pourtant j'ai fait ce choix et je vais trouver ma voie dans "MIM".

Je ne suis pas ce corps, ce corps est seulement une partie de qui Je Suis, en réalité

Je ne suis pas ce corps, ce corps est en moi
Ce corps est seulement un élément de ma conscience

Je ne suis pas seulement un assemblage de pièces Anatomiques

je suis une manifestation de la VIE

La métamorphose est accomplie. Un des fragments de la Source, dans la forme, s'exprime. Je ne m'appelle plus "AL" mais **PAULINE.**

Maintenant, je vois, je découvre dans "MIM", mes semblables.

Et bien, ce n'est pas réjouissant du tout. Le personnel de la clinique dans laquelle maman est venue me déposer, est bien triste. La sage femme et le gynécologue qui l'ont assistée pendant son accouchement me regardent avec l'organe de la vue mais ne me voient pas vraiment. Ils sont orientés sur la matière de ce corps mais ne devinent pas ma partie divine. Ils comptent mes doigts, me pèsent, me lavent et me bousculent aussi.

Mais je ne suis pas sale !!! Eh regardez !!! Je suis parfaite !!! Vous en doutez ? Posez simplement votre regard, prenez le temps, faites une pause. S'il vous plaît, prenez le temps de regarder à partir du silence. Je vous sens dans l'agitation. Vous me stressez.

Allô, Allô placenta où es tu ? Pourquoi ne me réponds-tu pas ? J'avoue paniquer un peu. Le fragment de la Source que je suis, est peu vaillant. Enfin l'une des sages femmes me pose délicatement sur le ventre de ma maman qui me câline avec amour. J'espère vivement qu'elle remplacera le placenta qui est au service des abonnés absents. Cette femme, ma mère, c'est comme un autre moi-même. Elle aussi, a dû faire la chute

cosmique. Elle me ressemble, ou peut-être est-ce moi qui suis à son image ?

Il est 8h. Je suis perdue dans un monde nouveau. Je ne comprends rien à ce qui se passe. Tombée dans le monde de l'oubli, je suis à la recherche d'un autre moi-même, mais ne le vois pas. Une petite voix me rappelle qu'avec mon accord, j'ai été projetée tel un hologramme, dans cet uni-vers pour expérimenter la matière. Tiens, cet autre moi-même, je vais lui donner un nom **"double de Lumière"***. Je découvre à quel point, le fait de ne pas sentir sa présence, me manque déjà. Mais pourquoi ai-je fait ce choix ? Cette question est récurrente. Quel est le sens de ma venue sur Terre ?

Je suppute que je m'appelle Pauline car cet homme grand et fort qui se tient près de Maman, me prend dans ses bras gentiment et m'appelle Pauline. Il a l'air très gentil, heureux de me voir mais il m'impressionne beaucoup. Il me récite des poèmes, me chante des comptines, me dit sans cesse qu'il m'aime. Sa voix est douce. Je vais m'habituer progressivement. Pour l'instant, je dois me reposer un peu. Je ferme les yeux et pars en voyage comme dans un rêve.

Le voici :

Je suis devenue amnésique. Je découvre que des larmes coulent sur mes joues. Ce doit être une émotion de tristesse et de peur de l'inconnu. Il me manque une partie de ma mémoire et je pars à la recherche de mon double de lumière, cet autre moi-même, qui se trouve dans **l'univers réel***.

Il m'interpelle et me dit : «Bonjour petit Être. Je suis ton double de lumière. Je t'ai délégué, pour faire l'expérience de la matière, chez les humains. Sache que je serai toujours près de toi pour t'aider dans ton cheminement. Il te suffira de m'interpeler et Je répondrai, présent». Les Soufis disent :

« Je Suis plus proche de toi que ta veine jugulaire
Quand tu viens vers moi en marchant,
je viens vers toi en courant »

Je connais les raisons de ta venue. Nous avons décidé ensemble ton départ afin que tu prennes conscience de ta beauté, de ta splendeur. Tu es un fragment de la Source et tu es l'émanation du **champ de tous les possibles***.

Ton corps physique est le dépôt cosmique de tout ce qui est existant **dans le monde phénoménal et macroscopique*.**

Tu es dotée de **trois consciences*** pour atteindre **la joie sans objet*** sur cette terre.

Tu es dans "MIM", dans la condensation et viens de vivre une involution. Tu n'es pas seulement un enfant qui naît mais **un géant de l'esprit, en train de croire qu'il perd sa grandeur**.

Sois confiante, reste assurée que tu peux retourner à la Source pour chercher les éléments de ta conscience qui te manquent. Il te suffit de te placer dans **l'interface*** pour entrer en relation avec moi.

Je te donne quelques éléments clés, notamment 99 matrices de guidance, des sûtras, des sons quantiques, des mantras-résonateurs, des codes sumériens, les cinq éléments archétypaux…

Voilà mon amie. Ah !!! Encore une chose. Sache que :
«Ton corps est seulement un élément de ta conscience»
Je me suis réveillée avec inscrit en moi, ces certitudes :

- Je ne suis jamais seule donc, jamais séparée, malgré les apparences souvent trompeuses. Ouf !!!
- Je sais que si besoin, je peux retourner à la Source, à la

maison, pour chercher les infos qui me manquent pour VIVRE en harmonie avec les autres et avec qui Je Suis, en réalité, dans ma globalité, dans mon entièreté.

- J'ai cette information que, pour que cela puisse se réaliser, je dois pratiquer **la méditation***, vivre **des temps de silence***, de **reliance** et d'action dans la matière, en faisant appel à des **matrices de reliance*** et les outils matriciels*.

Des clés me sont données pour réaliser ce programme. Cette conviction m'épaule mais dans la réalité de l'instant, je suis complètement perdue et pour être vraie même "paumée". Je ne l'ai pas complètement intégrée. C'est bien joli tout cela, mais mes neurones sont complètement chamboulés. Il parait que quand on intègre quoi que ce soit, il faut apprendre à l'oublier. J'espère que l'auberge est bonne car je n'en suis pas encore sortie !!!

Mon corps a besoin de silence et de repos, je vais commencer par dormir un peu car j'ai besoin de me ressourcer. Il paraît que le sommeil porte conseil puisque tout est connecté.

En fait, je ne fais que manger, dormir, recevoir des câlins et sourire à mes parents qui n'attendent que cela, car je crois qu'ils ont eux aussi besoin de savoir que je les aime.

Ils ont sans cesse l'impression que je suis séparée d'eux et dès que je dors, ils viennent me secouer pour voir si tout va bien. Ils paraissent ressentir un éloignement, une coupure entre nous et ont besoin de se sécuriser. Pourtant même quand je sommeille, mon esprit ne les quitte pas. Ils sont très drôles. On dirait que quelquefois ce sont eux les enfants et que je dois leur apprendre à vivre la sérénité et la **dualitude***. C'est le mot qu'un professeur, dont je vous parlerai plus tard, a inventé car il aime inventer, créer, actualiser … Ce mot dualitude est le miroir du mot dualité.

Avec lui, Tout est UN, Tout est relié, rien n'est séparé.

J'en profite aussi pour répéter que tout ce que j'écris dans ce livre provient des enseignements du **Professeur El Amrani Joutey*.**

J'ai un **rythme*** régulier et mon corps se plaît dans cette alternance. Comme je te l'ai dit tout à l'heure, j'ai considéré cette sortie de la matrice
féminine comme une métamorphose inconfortable. Le placenta me manquait. Ma mère a bien pris le relai. Ouf !

Cependant, je vois bien qu'elle ne répond pas à tous mes besoins et je suis obligée de rechercher dans mon ADN, dans ma mémoire cellulaire, les moyens de vivre avec plus d'autonomie et de liberté.

J'ai cherché, cherché, beaucoup cherché, puis j'ai trouvé que pour grandir, j'avais à mon service **trois consciences***. Elles ressemblent de très près, aux trois **feuillets*** qui m'ont permis de trouver les infos indispensables à mon développement. J'ai besoin de sortir de l'oubli et de souvent rencontrer mon double de lumière, aussi, je fais appel à mon corps qui est un langage*.

« Dans notre corps est la connaissance infinie,
il contient toute l'intelligence, toute la possibilité.
Le maître caché est dans chacune de ses cellules…»

Yvan Amar

Que me dit mon corps ? Quelle langue parle-t-il ?

Les trois feuillets : endodermique, ectodermique et mésodermique se sont éclipsés une fois ma physiologie corporelle achevée. Leur rôle était terminé.

Trois consciences sont en place pour m'aider. Si je vois le corps à travers mon référentiel qui est langage, je le vois comme un langage car il est structuré comme un langage.

Sujet, Verbe, Objet, c'est le langage des 3 feuillets qui représentent l'activité cellulaire : mouvements et silence. L'embryon se structure comme un langage :

➔ Quand l'ectoderme s'exprime, c'est comme s'il parlait de l'objet

➔ Quand l'endoderme s'exprime, c'est comme si, il disait - Je

➔ Quand le mésoderme s'exprime, c'est le verbe qui entre en action comme s'il était dans la reliance.

CONSCIENCE ECTODERMOGENE
⬇
OBJET

CONSCIENCE ENDODERMOGENE
⬇
SUJET
⬇

CONSCIENCE MÉSODERMOGENE
⬇
VERBE

Allons plus en détails dans ces trois consciences :

- Une conscience **ectodermogène*** en lien avec :
  - La force électromagnétique
  - La force nucléaire forte
  - L'info de séparabilité
  - L'ego

    - Le temps linéaire
- Une conscience **endodermogène*** en lien avec :
    - La force gravitationnelle
    - L'espace informant
    - L'info de séparabilité et de connexion
    - L'énergie de la Mère Divine
    - Le temps linéaire
- **Conscience mésodermogène*** en lien avec :
    - La reliance
    - La force nucléaire faible
    - Le siège de l'info connectionnelle
    - Les résonances émotionnelles
    - Le potentiel énergétique W^- et W^+ et Z° l'Amour inconditionnel
    - Le temps circulaire

Chaque conscience est toujours reliée aux deux autres. J'avoue que j'ai un petit faible pour la conscience mésodermogène. Voici quelques petits exemples de son fonctionnement.

J'aime bien le Z° *
Le Z° est en lien avec l'amour. Tu peux lire Z zéro.

Ami lecteur, je vois qu'une question te trotte dans la tête. Une pensée d'amour peut-elle séparer ? Une pensée est répétitive, temporelle et rigide.

La **pensée limbique*** émane du cerveau limbique. Le palé-encéphale est un cerveau d'automatismes ainsi que le siège des émotions, avec l'émotion positive et l'émotion négative, soit la sphère émotionnelle bipolaire. C'est l'analogie avec la force nucléaire faible, au niveau de la physique quantique.

Les physiciens disent que cette force a 3 composantes :

- 2 vecteurs qui symbolisent la bipolarité émotionnelle W^- et W^+
- 1 autre vecteur qui va prendre forme

Ceci devient intéressant, quand l'être humain commence à savoir gérer son déséquilibre émotionnel, un facteur va naître : **Z^0 * ou l'amour *.**
Les émotions sont présentes, c'est une catalyse. J'ai à apprendre à gérer mon déséquilibre émotionnel pour réveiller l'élan d'amour.

Quand je suis dans un déséquilibre émotionnel, capté au dépens d'un autre, c'est terminé, je deviens un attracteur des champs pervers. Mais quand je suis dans la gestion des déséquilibres, **je pose m on regard et gère mon déséquilibre**. Sache que la vie est un déséquilibre. Physiologiquement, chaque instant est équivalent à un déséquilibre.

Tout est là et je vais jouer toute mon existence sur terre avec ces trois consciences. C'est un véritable casse-tête chinois. Il va falloir apprendre à jongler, n'est-ce pas ? Ces trois consciences sont inter-reliées et toutes me sont indispensables.

Donc :

- Quand je pense, c'est la conscience ectodermogène
- Quand je m'intériorise, c'est la conscience endodermogène
- Quand je suis dans la reliance, c'est la conscience mésodermogène

Pose simplement ton REGARD

Découverte du voile dans "MIM"

Réveil particulier

Mes parents sont des personnes aimantes, douces et gentilles avec moi. Leur fonctionnement n'est pas toujours orthodoxe avec leur environnement familial, professionnel, amical, politique et ... Il y a toujours deux mondes. Je crois que cela s'appelle dualité. Mon Dieu, que les adultes se compliquent la vie !!!

Ils mesurent et évaluent tout ce qui les entoure. C'est bien, c'est mal, ce serait mieux si ... Le regard qu'ils posent sur leurs congénères me contrarie souvent et ils ne comprennent encore pas, que je n'aime pas être comparée à mes ami(e)s.

J'essaye de comprendre ce qui se passe car :

J'ai trouvé la clé pour faire appel au service de nuit. Avant de dormir, je médite un petit moment.

Quand je dis méditer, je me mets simplement en reliance avec le Grand Tout, dans le silence, j'appelle mon double de lumière qui est mon refuge, ma valeur sûre. J'utilise les mantras-résonateurs, les matrices de guidance, les textes d'origine sumérienne. Tu trouveras les explications de ces termes si tu continues la lecture de ce livre, cher autre moi-même.

Les enfants, comme tu le vois, ne se posent pas trop de questions, ils font confiance et tout se fait. Ils se connectent ainsi au champ de tous les possibles. Magique non ? Je te le rappelle, intègre ce concept et oublie tout, tu seras ainsi connecté à ton double et recevras toutes les informations qui te feront grandir dans la paix et la joie. Si tu le fais le matin, ça marche aussi. Alors ? Qu'en dis-tu ?

J'ai l'impression que toi et moi lecteur, nous cheminons ensemble et que tu me facilites l'intégration de ce que me dit ma petite voix. Merci, Merci, Merci à toi, à nous, car nous ne sommes pas séparés. Nous nous faisons l'écho d'une autre réalité, celle qui est grande au-delà de toute l'imagination des adultes de ce monde.

Je ne suis pas encore très âgée, pas encore trop coupée de mes anciens référentiels de Vie. Alors profitons-en pour voyager au-delà de ce que nous voyons avec nos yeux limités.
Ah ! Les yeux et si on en parlait. Le regard, la vue, la vision du dedans, la vision du dehors. Mais à quoi servent nos yeux ? Y aurait-t-il quelque chose de subtil à approfondir ?

Qu'elle serait la vision primordiale ? Si je cherche au fond de mon être, je vois que mes yeux ont une fonction vibrationnelle antérieure à la fonction de l'organe de la vue. Les yeux activent seulement le regard et non la vision car nous l'avons déjà.

Que me montre cette vision primordiale ?

Je te préviens, je vais te raconter une fabuleuse histoire, celle des 0,01% et celle des 99,99%. Je suis un enfant un peu avant-gardiste avec un potentiel un peu plus explicité que celui des adultes de notre époque.

Tu te demandes pourquoi, n'est-ce pas ? C'est que j'ai rencontré un jour un Professeur qui m'a permis de faire une fabuleuse expérience. J'ai été en contact avec l'information primordiale qui m'a donnée les infos que je te restitue maintenant. Mes cellules, mes astrocytes ont réagi et ont dit :

« **Oui c'est cela, c'est cela, bien sûr, c'est cela !!!** ».
Il se nomme **: Professeur El Amrani Joutey**.

Il a créé l'approche matricielle, appelée encore, dynamique matricielle et tout ce que tu as pu lire jusqu'à présent provient de son enseignement. Je reprends d'ailleurs des textes de ses instructions. Bien sûr, je ne suis pas encore très mature et utilise nombreuses de ses formulations. Je grandis peu à peu. Je reprends constamment ses références qu'il puise dans le monde scientifique. Il a débuté en tant que médecin, bardé de diplômes, dans des spécificités différentes. Je ne les ai pas retenues car il dit qu'il faut intégrer et tout oublier et cela n'est pas très important. Aujourd'hui, il a quitté le monde de la médecine conventionnelle et se "branche" ailleurs, cet ailleurs qui est si loin et si près à la fois. Alors allons-y. Tu veux bien ?

Nous vivons dans un système solaire avec un soleil, des planètes, la terre ou encore **la masse*** ... Tu te souviens je l'ai déjà dit au début de ce livre. Ce système solaire **représente 0,01%** du grand Tout composé de **lumière visible**, **lumière agitée* et lumière condensée/coagulée**.

Pour nous deux Univers :

- Un univers engendré, hologrammique, dans lequel nous vivons. Nous sommes venus faire l'expérience de la matière dans cet **univers projeté**, engendré, epsilon*, tellement petit, égal à 0,01% de l'univers tout entier. Notre réalité se focalise sur un monde électromagnétique enfermant, limité et limitant.
- Un **univers réel** qui est un univers parfait, à l'image de la Source soit 99,99% de la globalité. Nous sommes à la recherche d'une guidance, du divin durant toute notre existence.

Nous avons tant à apprendre. Ici dans ce système solaire, nous nous sentons séparés et croyons que nous sommes seuls au monde et par conséquent, obligés de nous débrouiller seuls. Alors nous tournons en rond comme un chien qui se mord la queue en tournant sur lui-même avec notre vision limitée. C' comme si la plupart d'entre nous était aveugle, ne percevant pas toute la réalité du spectre de la lumière noire dont parlent les physiciens. Nous ne devons pas nous fier seulement à l'organe de la vue.

Pourtant avec ma vue la plus subtile, je vois qu'il y a aussi ces **99,99%** encore appelé **lumière réelle.** Je peux quitter la mémoire de l'oubli et me "brancher" sur le Grand, le Vaste, La Source. Pauline vient de cet endroit.

De grands frissons me traversent. Tu le sens ? Je te dirai comment tu peux, toi aussi, développer ton système neurosensoriel le plus subtil. A savoir : la vue, l'ouïe, l'odorat, le toucher, le goût.

Mais, pose dès maintenant aussi ton regard sur cette image.

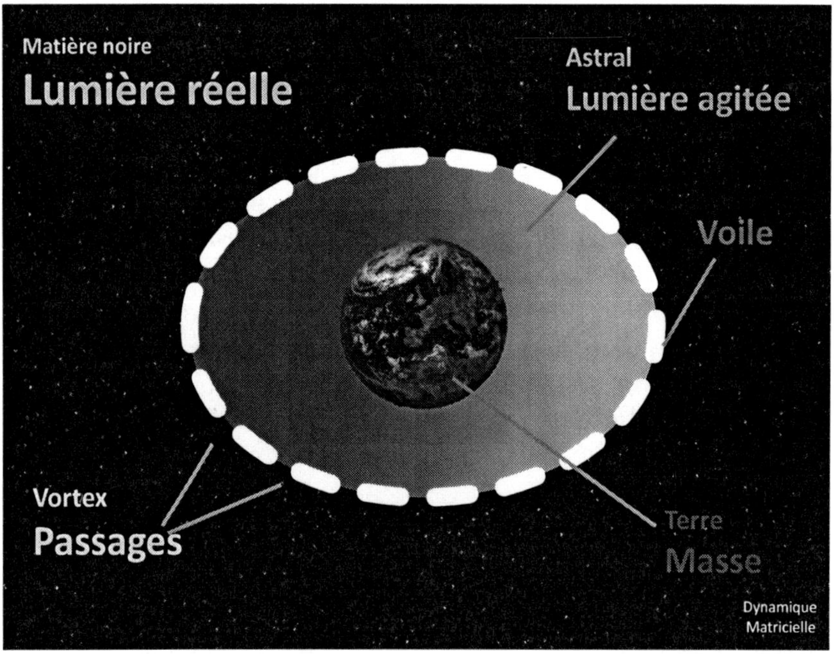

Les scientifiques d'aujourd'hui reconnaissent que les 99,99% représentent la **lumière noire** ou matière noire et que les 0,01% la **lumière agitée ou champ électromagnétique** avec la terre en tant que masse, densité ou **lumière coagulée**.

Je suis entrée en relation avec la lumière agitée, lors de mon séjour dans la matrice utérine, là où les informations de ce monde m'ont été transmises : toutes les histoires les plus abracadabrantes, les référentiels de joie, de peur, d'amour, de violence ... Cette histoire me fait peur car je suis aussi phagocytée par les réalités de ce monde, dans une reproduction collective, une réalité qui n'en est pas une, qui est un leurre. Je dois apprendre à me connecter aux 99,99% rapidement pour ne pas être trop polluée.

Albert Einstein disait :

« Les objets physiques ne sont pas dans l'espace, mais ces objets sont une extension de l'espace ».

En fait, je ne sais jamais si c'est moi qui décide ou si je suis aimantée par un champ morphique, un égrégore qui m'enchaîne, qui m'entraîne, qui m'envoûte.... On pourrait dire aussi une conscience collective super puissante qui décide pour moi. Autrement dit, je me sens quelquefois dans une pièce sans pouvoir en sortir, même si je sais que le monde est dehors et que j'ai envie de le visiter. Mais où se trouve la porte ?

Je me demande qui écrit le scénario du film de ma vie. Suis-je le réalisateur, le metteur en scène, l'acteur, tous ces personnages à la fois ? Qu'est-ce que la réalité ? Est-ce une illusion ? Qui en moi dirige mes actions ? Mon corps est un langage et je vais aller le visiter avec toi. Allez c'est parti...

Le cerveau

Le cerveau interprète les infos recueillies par tes organes neurosensoriels, la conscience du Moi. Il construit sa propre image du monde, ce que tu appels réalité. Il se branche sur les 0,01%. Et donc, interprète la réalité.

L'interprétateur donne du crédit à une réalité.

Je devrais dire plutôt trois cerveaux :

- **Le cerveau reptilien** ou cerveau de la survie, c'est la base.
  Henri Laborit dit que 90% des fonctions du corps sont reptiliennes.
- **Le cerveau limbique** ou cerveau des automatismes, des réflexes, de l'apprentissage, des émotions. Le mimétisme fonctionnel est une résonance limbique, répétitive et rigide. Il est l'ami intime du cerveau reptilien, ils vont bien ensemble.
  Le reptilien fait appel au limbique quand il n'arrive pas à accomplir une action. Ils sont complémentaires.
- **Le cerveau néocortex** ou siège de : la réflexion, la pensée, l'analyse, l'interprétation, les neurones et les astrocytes, (le cerveau neuronal avec les neurones et néocortical avec les astrocytes ou cellules gliales). Les neurones servent à la réflexion à l'analyse et les astrocytes à une connexion structurante avec La Source.

As-tu remarqué que tout marche par trois ?

Les feuillets, les consciences, les cerveaux

Revenons sur les consciences.
La conscience, c'est la spatialisation. C'est une **interface***. A la naissance, les trois feuillets ont terminé leur mission. Ils cèdent leur place à trois consciences. Au départ, c'est une fonction d'embryogenèse et une fonctionnalité physiologique. Au niveau embryonnaire, c'est l'espace informant des 3 feuillets où il y a

des informations, des structures, des orientations, des processus.
S'il y a trois feuillets, il y a aussi trois consciences et chaque espace informant peut être nourri par des processus.

- **La conscience ectodermogène*** est nourrie par le champ agité, donc par le champ électromagnétique. C'est la conscience ectodermogène superficielle et extériorisable.
- **La conscience endodermogène*** ou extériorisable a un double regard :
  - S'il est posé sur le centre, c'est de l'égocentrisme
  - S'il est posé sur la spatialité, c'est la dynamique de l'Êtreté. La conscience est nourrie par l'énergie de la Mère Divine. La force gravitationnelle réveille le potentiel de la lumière réelle
- **La conscience mésodermogène*** est la syntaxe, celle qui va mettre en reliance avec les astrocytes et la Présence.

En d'autres termes, il y a :

- La conscience évolutive externe ou ectodermogène
- La conscience évolutive interne ou endodermogène
- La conscience évolutive ou mésodermogène qui crée la dynamique de la reliance

Tu peux choisir d'involuer. Si tu veux continuer ce bout de chemin avec moi, je vais t'emmener vers des consciences évolutives.

Alors tu viens ?

Laissons les consciences régressives et mettons nous en résonance avec la Présence, la Source.
Que faut-il faire ? Quelle est la dynamique à utiliser pour révéler les consciences évolutives ? Allons chercher les informations.

Je me sens dans un super élan. Et toi ? Allez GO !!!

Retour à la Source pour aller chercher les informations

Remontons du "MIM" au "AL" (via RA - RITAM - AL HAQ - AL)

Petit rappel. Je suis un fragment de la Source et j'ai le désir de venir m'incarner sur la terre pour découvrir ma beauté. Je suis passée par un processus d'involution : du monde vibrationnel AL- HOW au monde vibratoire HOW-MIM, puis l'énergie, la matière, la masse, le monde phénoménal, dans un processus condensationnel.

Pendant la période de gestation, j'ai enregistré l'information qui est de nature phylogénétique. Je vois comment, il est compliqué de vivre dans un monde où la dualité est constante. Je me donne pour mission d'alchimiser la matière pour lui redonner la co-naissance de sa nature divine. Je dois alors entrer dans une conscience évolutive.

C'est la raison pour laquelle, dans le voyage que nous faisons ensemble, nous allons remonter à la Source et danser les mouvements informationnels. Vivre pleinement l'incarnation en nous libérant de l'influence des champs morphiques qui nous aimantent à notre insu, est le but de ce jeu.

Vivre sur Terre notre nature divine dans la joie sans objet et dans la loi du non effort.

Nous allons effectuer une remontée. Notre matière va s'alchimiser et retourner à la Source. **Le corps est un transformateur de la masse en lumière.** Il fait sa photosynthèse. Un nouveau co-voiturage avec Blabla-Source est en place.

En route vers "RA"

Entre "MIM" et "RA" je vois un espace, appelé espace d'alchimisation. C'est une **interface*, une zone de contacts et d'échanges**.

Lieu idéal lors d'une séance d'harmonisation physiologique pour émettre des intentions concernant les infections.

Qui est "RA"

C'est l'amour inconditionnel, comme celui qu'a pu transmettre le Christ au-delà de toute religiosité. Marie, dans le monde phénoménal, a donné naissance au Christ qui a :

- Réinitialisé l'amour inconditionnel et sa nature lumière
- Actualisé la perte mémorielle de l'humanité

Avec "RA", nous sommes dans un laboratoire de biotransformation de matière en lumière. Entre "MIM" et "RA" se trouve un espace évolutif, un espace où la lumière va prendre forme. Dans la tradition chrétienne, cet espace est appelé résurrection.

"RA" est une présence qui catalyse l'élévation de la forme vers la non-forme, premier critère de la sphère ascendante.

J'endosse un habit de lumière dans la rencontre avec Christos.

De "RA " à "RITAM "

Une halte s'impose pour accueillir la lumière et la mettre dans une forme. Elle a besoin d'un réceptacle qui est **"RITAM".** En sanskrit cela veut dire **vérité yin,** sa nature est paisible et apaisante. C'est :

- L'interface yin cosmique qui va **englober la lumière**

pour qu'elle continue son cheminement

- L'utérus qui accueille l'embryon
- La **matrice de la lumière**
- L'espace de la résonance qui se met dans la forme évolutive
- L'espace de lumière ascensionnelle

Cet espace réveille le potentiel de l'être. "RITAM" met la lumière dans la forme. C'est le lieu idéal lors d'une séance d'harmonisation physiologique pour émettre des intentions concernant les organes.

De "RITAM" à "AL HAQ"

- Matrice parmi les 99 matrices soufies qui veut dire **vérité Yan**g
- Féminin et masculin s'unifient
- Interface entre lumière agitée et lumière réelle, interface entre les deux couches
- Intégration de la vérité, via l'élan christique

De "AL HAQ" à "AL"

Cet espace de la **Présence et de l'intégration** est préparé grâce à l'unification du féminin et du masculin pour aller vers **"AL"** la Source.

"AL HAQ"

- Réveille la discontinuité
- Est une guidance yang pour intégrer la réalité
- **Est la matrice de la guidance dans la réalité des choses**
- Alchimise le mystère, entre dans le mystère, pour intégrer la Source

- Dévoilement des mystères de la lumière Christique

"AL" :

- Il fallait se mettre dans les voiles du mystère pour être prêt à intégrer le dévoilement, le dosage du potentiel de réceptivité.

Et bien voilà mon ami, nous arrivons au terme de l'ascension et nous préparons, enrichis par les informations reçues de la Source, à redescendre dans la matière et ainsi de suite, jusqu'à ce que notre corps ait tout intégré.

C'est comme si, à chaque fois, nous refaisions le voyage vers l'incarnation avec des co-naissances nouvelles pour atteindre ici la réalisation de notre nature divine dans ce corps et percevoir, à travers la beauté d'un corps, d'un visage ou d'un paysage, l'invisible qui le fait exister.

L'Esprit se matérialise et la matière se spiritualise

Une histoire : *Question posée lors d'une formation matricielle*

Où étais-tu avant l'incarnation ?

On n'a pas besoin d'être au courant, parfois ça nous empêche d'aller et de voir, c'est l'oubli. Le phénomène est le suivant : tu es dans le haut astral, tu vis les lois de l'epsilon, en résonance avec la Source.

Quand tu t'ennuies, tu peux prendre une forme et sortir progressivement de l'epsilon. Tu vas t'imprégner de lumière réelle pour créer un oubli en toi, puisque, destiné à vivre autre chose. Tu ne dois pas mémoriser cette expérience, car elle va tout gâcher. Tu ne pourrais pas vivre, tu serais comme un fou qui passe par la fièvre, c'est une fièvre. Ça devient chaud, c'est une phase de transmutation.

Tu passes la rivière de l'oubli, tu vas t'y baigner en tant qu'être désincarné. Dans le passage, on va t'offrir des formes, parce que tu as
émis cette intention. Tu es dans le Haut astral, tu es le VIP là-bas ! Tout ce qui s'est passé.

C'est progressivement, quand tu es dans la vision de ton être, que tu réalises ce que tu es en train de faire. Tu vois parfois des petites mémoires. Tu as appris à ne pas leur donner de l'importance parce que tu cherches autre chose.

Pratique de la rotation

Je t'ai invité à regarder le schéma sur la masse, la lumière agitée et la lumière réelle en posant ton regard sur l'interface. Je vais te dire maintenant à quoi sert cette spécificité. Entre la masse et la lumière agitée, idem entre la lumière agitée et la lumière réelle, il y a une membrane séparatrice de deux états différents.

Lors de la rotation, entre chaque "étape", une interface et un vortex sont à activer. Pendant ta pratique, tu peux avoir les yeux mi-clos. Ton corps se balance de droite à gauche ou d'avant en arrière. Ceci est une technique soufie. Cet état est différent de l'intériorisation et de la méditation. La technique est capitale pour réveiller l'interface limbique. Le cerveau fonctionne différemment avec moins de pensées. Cette technique de répétition limbique réveille l'interface. Par conséquent, l'interface réveille le cerveau limbique.

• Phase descendante LA PHASE CONDENSATIONNELLE,

Pose simplement ton REGARD

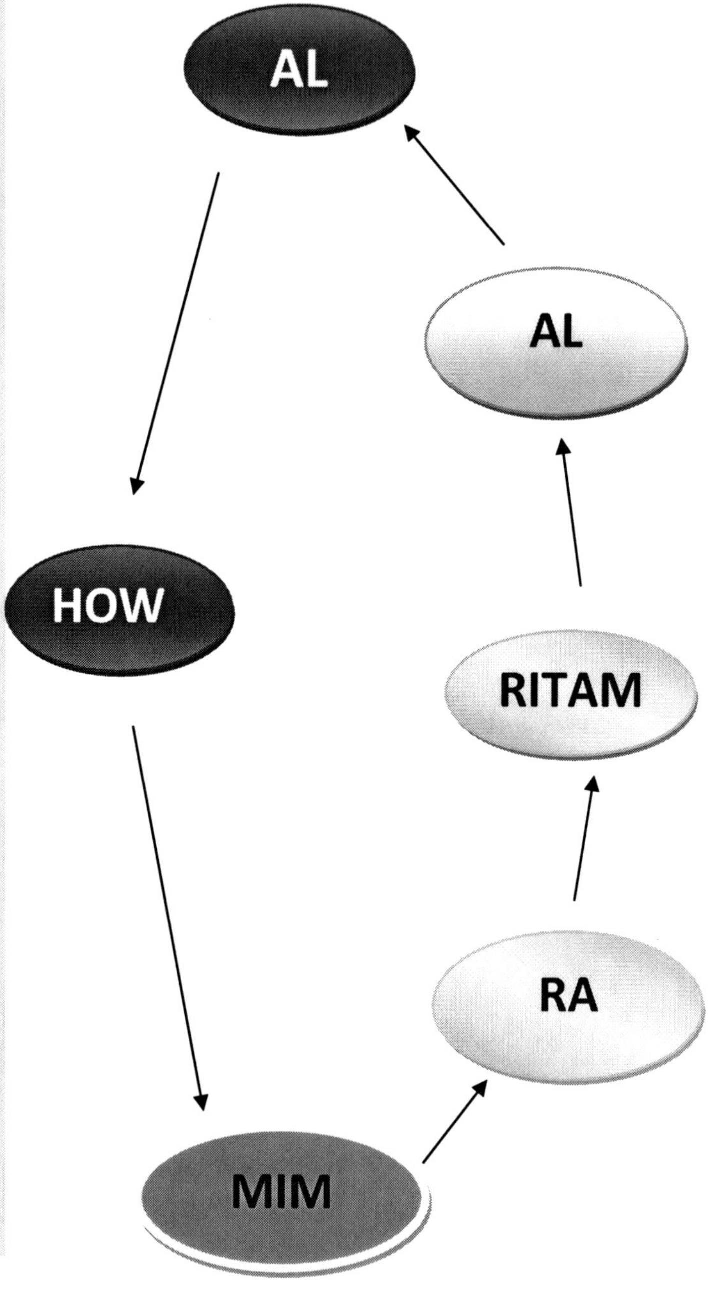

• Phase descendante LA PHASE CONDENSATIONNELLE,

Nouvelle rotation pour grands

Maintenant que tu as compris le principe de l'incarnation, je vais te donner un peu plus de détails concernant la chute cosmique et le retour à la Source. Autrement dit une histoire pour grands.

La base de toute structuration matérielle est informée, intégrée dans le vide, empli de lumière réelle par les éléments archétypaux. Il faut descendre vers la structure subatomique qui constitue la cellule où se trouve la quintessence des 5 éléments primordiaux.

WÂW	l'éther
HOW	l'air
RA	le feu
MIM	l'eau
TIT	la terre

"Al"

Symbolise la source de la conscience, le Soi intérieur, une forme implicite de lumière réelle future. Pour cette forme, je représente son passé car mon corps est dans la dualité, dans le temps. Al c'est ma forme implicite cachée future où tout est interconnecté. Dans la descente Al représente la trame existentielle qui sort dans le manifesté. C'est le feu générateur de tout ce qui existe dans l'univers. "Al" sort pour se manifester dans le manifesté par une phase descendante, vers les sphères manifestées.

"WÂW"

Première manifestation de la source dans l'espace des anges, des archanges, des dévas ... qui sont dans mon champ de conscience. Ils sont à l'intérieur de moi, comme un autre moi-même, habillé d'une autre façon, habillé de lumière réelle. Cette phase amorce une condensation plus intense.

Je peux dire qu'en moi, j'ai une forme implicite d'une forme future. Pour elle, je suis son passé, pour moi, c'est mon futur. Cet espace des êtres de lumière est un espace d'une partie de moi. Seul, le temporel change. C'est ma forme implicite future. Regard direct vers "AL" et la manifestation du "WÂW". Pour entrer dans la connaissance, il faut en faire l'expérience.

Entre "AL" et "WÂW" qualité vibrationnelle très intense inimaginable qui va se condenser.
Quand "WÂW" commence à se focaliser, il devient "HOW" dans un état vibrationnel qui va se focaliser encore plus pour devenir "RA" dans un état vibratoire, qui va se condenser pour devenir "MIM" qui va se condenser encore plus pour devenir "TIT" dans un état énergétique.

"HOW"
Etres de lumière encore plus condensés

"RA"
Double regard ; regard vers AL et vers la manifestation ; de l'Agni, feu divin, feu céleste vers le haut et vers le bas ; feu passif vers. Les formes ont besoin d'un feu froid. "MIM" dans son espace incarnation puis "RA" donnent forme à la mère car il est antérieur.

Entre "HOW et RA" la qualité vibrationnelle diminue. Les formes ont besoin d'un feu froid

"MIM"
Quintessence de l'élément eau

Espace qui se condense vers la matière. Les formes se forment dans la phase descendante, et je les cristallise entre "RA et MIM", la nature devient énergie.

"TIT"
Terre, réceptacle de toutes les formes globales et globalisantes

*Jusqu'à "TIT" ce ne sont que des êtres de lumière sans séparabilité***.** La nature passe de la forme énergétique à la forme matière. Entre *"TIT et MIM*" il faut de l'eau pour aller vers le feu, il faut le baptême de l'eau.

L'incarnation où la Mère engendre Christos.

"MIM - RA" reprise de l'habit de lumière christique.

"RA"
Habit de la source dans le Phénoménal. C'est Christos, envoyé par la source, Feu évolutif.
Entre "RA et RITAM" c'est l'inverse, état d'ascension christique mise dans la forme christique subtile

" RITAM"
Habit de lumière à travers le YIN, vérité yin cosmique manifestée

Entre " RITAM et AL HAQ" stabilisation de l'intégration christique.

"AL HAQ"
Habit de lumière intégré à travers la certitude, vérité Yang cosmique*

Pour la petite histoire quel est le lien entre le prophète Mohamed et Christos ? C'est le même être. Le prophète est venu pour réveiller Al Mohamed et Christos, envoyé par la source, est l'élu choisi comme manifestation de la source dans le manifesté.

"AL
Intégration dans l'univers réel.

Petit complément :

La rotation est comparable au fonctionnement de l'organisme de l'Etre.

Les univers représentent l'organisme divin.

Toi, tu es une cellule de l'organisme divin, cellule hologrammique de l'organisme divin en résonnance avec toutes les autres cellules. Rien à rejeter. Va dans ton univers.

Pose simplement ton REGARD

Phase descendante LA PHASE CONDENSATIONNELLE,

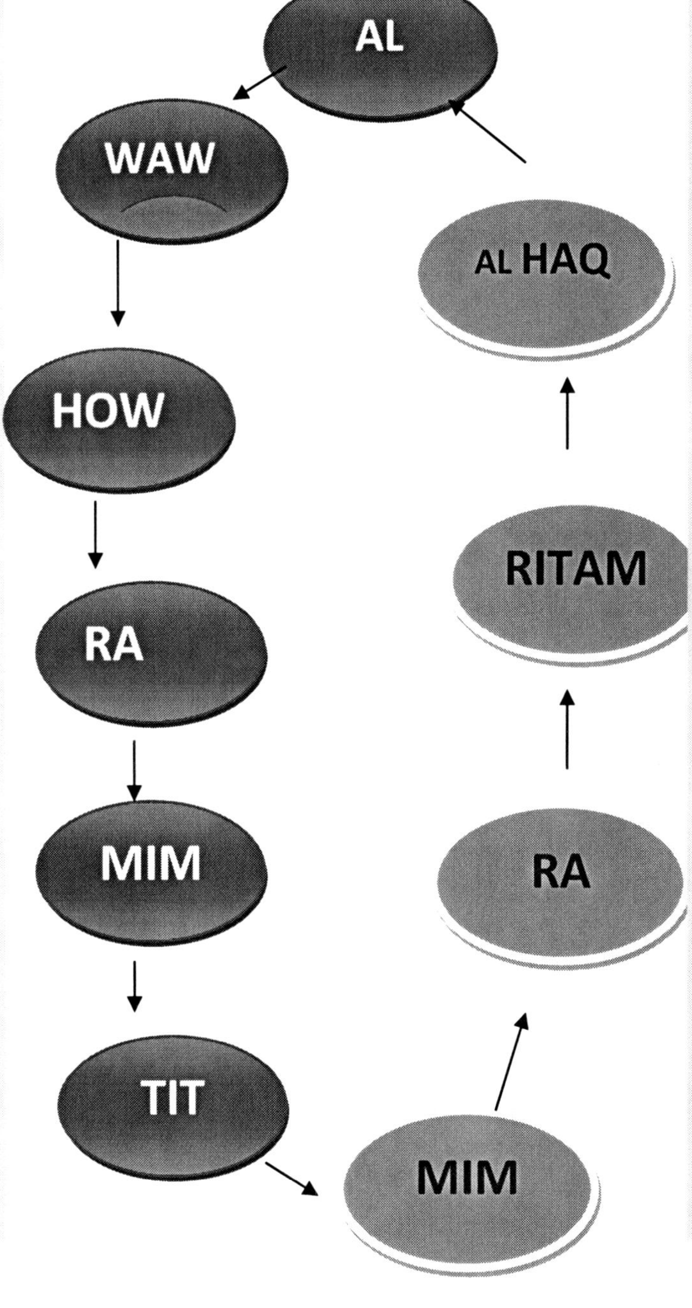

Phase descendante LA PHASE CONDENSATIONNELLE,

Pose simplement ton REGARD

DEUXIÈME PARTIE

Le conflit primordial

Une petite histoire de peurs ?

Le quantique réveille le potentiel de la dualitude sans passer par la conscience collective. La peur est l'archétype de la conscience collective : peur de ne pas être aimé, peur de mourir. C'est une condensation, une énergie dense qui maintient dans la phylogénèse.

Tout conflit réveille les conflits primordiaux qui sont encore dans ta mémoire conflictuelle ancestrale.

Les trois conflits primordiaux proviennent des différentes transitions de passage :

- de la non-forme, à la forme
- adaptation à la forme
- mise dans la forme et acceptabilité de la forme.

Etre présent à toi-même, c'est ramener les axes sur leur orthogonalité. La rectitude, c'est le réveil fondamental de la présence.

La vie dans la projection est problématique.

Tu dois te demander comment fonctionner par rapport à un événement ? Tu vas voir c'est simple.

- Mets de la vigilance sans effort en posant ton regard. Ce n'est ni bien ni mal.
- Ne te juge pas
- Pose ton regard
- Regarde comment tu fonctionnes

Pose simplement ton REGARD

L'école des apprentissages

Tu as compris maintenant que le corps est un langage.

Une fois arrivé **au monde,** comme le disent les adultes, je dirais plutôt, **"dans ce monde"** car ils croient qu'il est unique, j'apprends avec mes parents et ma famille à parler, à marcher, à devenir autonome ou du moins, je le crois. Tout est croyance, car tu verras que le libre arbitre est aléatoire.

Mes yeux sont souvent fermés car j'ai grand besoin de partir dans le sommeil, pour retourner dans mon état de globalité. J'ai trouvé le rêve pour cela.

Mais quand je ne suis pas dans les bras de Morphée, je dois apprendre à poser mon regard sur tout ce qui bouge au dehors de mon corps mais aussi, au-dedans. Et comme j'ai déjà l'habitude des feuillets, je vais continuer à fonctionner avec **le connu.** Je découvre que tout ce qui est familier est à la fois un emprisonnement dans cette société mais aussi très confortable. J'aime beaucoup ce mot, confortable.

Je vais m'exprimer de façon théorique car mon vocabulaire et la connaissance de cette existence augmentent.

Je peux poser le regard à partir de cet organe qu'est l'œil

Parlons du regard.
Quel regard ? Qui voit ? Qui voit quoi ? Voyons-nous tous la même chose ? Quelles sont nos références ?

1. Histoire de Bateau

Titre : Christophe Colomb atteint le nouveau monde
Le vendredi 12 octobre 1492, après deux longs mois de mer, Christophe Colomb s'apprête à poser les pieds avec son équipage, sur une île des Bahamas. Les autochtones se trouvent sur la plage et vaquent à leurs occupations.
Ils ne voient pas le gigantesque vaisseau de Christophe Colomb s'approcher de la berge. Par contre dès que les marins quittent le bateau, ils les aperçoivent.

L'histoire dira que c'était trop tard.
Leurs yeux n'ont reconnu et remarqué que ce qui était commun, connu et intégré dans leur mémoire. Imaginer un bateau aussi grand relevait de l'inimaginable car cet engin, ce vaisseau ne faisait pas partie du champ de leur conscience. Nous pourrions dire la même chose aujourd'hui avec les soucoupes d'autres mondes.

Est-ce que, mon regard est dans le vaste
ou dans la réduction du connu de mon cerveau ?

2. *Un proverbe dit :*

«Quand le sage désigne la lune, l'idiot regarde le doigt» ou «Le doigt qui montre la lune, n'est pas la lune».

Nous confondons tous le doigt avec la lune et pas seulement l'idiot du village. Comme on n'a pas les moyens d'analyser la non-forme, on se contente d'analyser le doigt. Notre intelligence capte tout ce qui est visible pourtant, il y a l'espace de reliance entre les deux.

La conscience mésodermogène ne demande qu'à être actualisée.

3. Une histoire vraie d'aveugle

Le titre : Elle est voyante ou non voyante ?

Un jour, lors d'une hospitalisation en centre de rééducation fonctionnelle, une femme devait parcourir seule un trajet accompagnée à distance par un psychomotricien. Laura effectue, avec une canne orange à la main, ce trajet pour la première fois.

Laura
«Bonjour, pourriez-vous me dire le nom de l'arrêt de bus, s'il vous plait ?»
Le premier passant :
«Vous n'avez qu'à regarder»

Laura, contrariée mais volontaire, ressent un autre passant près d'elle
«Bonjour, pourriez-vous me dire le nom de l'arrêt de bus, s'il vous plait ?»

Le deuxième passant :
«Vous êtes à l'arrêt La Croix du batailleur Madame, avez-vous besoin d'aide ?»

Laura
«Non, merci beaucoup».

Laura entre dans l'aubette de bus et lit les indications inscrites sur le panneau.

Le premier passant furibond revient vers elle :
«Vous êtes de mauvaise foi, vous mentez, votre attitude est inadmissible (je passe sur les mots vulgaires employés). Alors avouez que vous êtes voyante, avouez enfin ! Vous êtes voyante ou non».

Laura est très mal à l'aise
«Oui, si vous, si vous voulez. On peut dire que je suis voyante, mais pas vraiment…» Elle souffle, ne sachant que répondre.

Le premier passant
«Alors ça, je ne l'avais jamais entendu. Vous lisez les textes sur un panneau et vous dites, ne pas voir ! Allez, soyez honnête, dites-moi que vous avez menti. Je resterai tant que vous n'aurez pas avoué».

Laura bien ennuyée
«Je peux dire que je vois et je peux dire que je ne vois pas. Je suis mal voyante. Je n'ai pas triché».

Le premier passant
«Alors si vous reconnaissez être voyante !!! Lisez-moi les lignes de la main !».

C'est une histoire vraie que je te raconte. Le passant a posé son regard sur une apparence. Il a interprété une situation. La maladie de Laura fait que ses yeux ne perçoivent pas ce qui est à plus de trois mètres mais lui permettent encore de voir de très près.

Chacun, à sa façon, a posé son regard sans voir la même chose. Tout est vraiment aléatoire selon le référentiel dans lequel nous nous plaçons.
C'est une véritable leçon qui nous montre comment la façon de poser son regard influence notre vie et peut aussi vite tourner au drame.

L'organe de la vision permet de vivre beaucoup de situations différentes, pas toujours simples, ni agréables. Nous sommes toujours dans l'illusion.

Ma fonction visuelle est antérieure à ma fonction organique. Idem pour toutes les fonctions. La naissance est dans les 0,01%. Je vois, je perçois au-delà de mes sens liés à l'incarnation. C'est le subtil qui révèle le passage et non le grossier qui est électromagnétique. Le subtil touche la vastitude, le 99,99% ou la spatialité sensorielle.

Poser mon regard, c'est épouser une nouvelle façon de fonctionner dans cette vie au-delà des habitudes

Deux façons de voir le monde :

- La symphonie réelle harmonisante et harmonisée
- La lutte

Quand tu vois la vie de façon poétique, elle devient poétique

Une histoire d'AMOUR de l'homme au-delà du regard émotionnel

Pendant la dernière guerre, des soldats font irruption dans une maison et alignent les membres d'une famille contre un mur. Se trouvent alors le père, la mère et leurs enfants.

Willy Bill Cody, (c'est son surnom), avocat de formation, s'exprimant dans un allemand parfait, dit aux soldats : «Tuez-moi si vous le voulez mais de grâce épargnez ma femme et mes enfants».

Les militaires tuent la femme et les enfants mais le laissent en vie puis l'emmènent dans un camp de concentration. Il sait, de par sa profession, que la haine engendre la haine.

Cet homme de cœur décide de les voir au-delà de l'apparence, de poser son regard ailleurs que sur l'horreur qu'ils lui font vivre, choisit de regarder les allemands, non comme des soldats mais comme des hommes ayant obéi à des ordres, *qui peut-être étaient dans la peur, qui avaient peut-être eux aussi une famille….*
Willy Bill Cody parle plusieurs langues et rend service à tous, aussi bien aux geôliers qu'aux prisonniers. Il devient traducteur.

Plusieurs années plus tard, un colonel américain entre dans le camp pour le libérer. Willy Bill se propose de l'aider. Cet autre soldat voit un homme qui paraît être là depuis peu, tant sa forme est grande par rapport à l'état dégradé de l'ensemble des déportés. Il lui demande depuis quand, il est ici. Willy Bill fait partie des plus anciens prisonniers. Son aspect physique n'est pas altéré.

Le fait de porter son regard d'un autre point de vue que celui de la violence, a permis à Willy Bill de ne pas être ravagé par la haine, la colère, la souffrance, la vengeance, la maigreur …

Porter son regard à partir de l'AMOUR,
de la lumière réelle,
crée des miracles, permet à la Vie de se révéler

Belle leçon !!!

Sur un autre plan, nous allons visiter cette notion de regard d'une façon plus cérébrale. Mettons le mental au service de notre être. Comment poser son regard le plus subtil pour entrer dans la conscience évolutive ?

Le regard est trilogique

- **Ectodermogène,** c'est le regard externe, tu vois ce monde extérieur à toi
    - Séparabilité
    - La souffrance s'active
- **Endodermogène,** tu vas vers ton corps
    - Possibilité de libérer des tensions
    - La souffrance s'apaise
- **Mésodermogène,** tu vois la totalité, tu vois le potentiel intérieur et tu te vois en même temps

Présence de l'Être qui te regarde :

- Regard discontinu
- Libération totale des tensions
- Témoin silencieux des résonances subtiles
- Tout s'apaise
- Continuité de la graine à l'arbre et de l'arbre à la graine

Pour entrer dans le regard mésodermogène, celui de la reliance au Grand Tout, le Pr El Amrani Joutey a donné une trilogie de matrices aux Êtres de guidance qu'il a formés. Il est possible d'en utiliser aussi d'autres pour tout le système neurosensoriel. Je suis désolée cher lecteur de ne pas te les donner car il s'agit d'une initiation et je t'invite donc à suivre cette formation.

Cependant, après une bonne préparation matinale de méditation, tu peux utiliser les matrices dont je te parlerai plus loin dans ce livre.
Je te parle de la vue mais tu peux bien sûr, développer tout ton neurosensoriel avec les matrices concernées.

En conclusion :

Si je pose mon regard vers la lumière réelle,
je reçois la lumière réelle

Si je pose mon regard vers la lumière agitée,
je reçois la lumière agitée

Quand je pose mon regard,
je crée l'effondrement de l'onde,
l'onde devient particule, le regard donne forme

Pose simplement ton REGARD

La vie en société : école, copines...

Tu sais maintenant, je vais à l'école. C'est l'endroit où je dois entrer dans ma tête des connaissances. Rien à voir avec co-naître. C'est la jungle, la course à la meilleure note, le plus fort en gymnastique, la plus belle dans les apparences : la taille, le poids, la couleur de cheveux... Je souffre dans mon corps. Mon besoin fondamental est celui d'être aimé. Surtout de ma maîtresse. J'ai trouvé un truc pour cela : je me coupe de mes ressentis.

Je vais te donner un exemple

L'autre jour, je jouais tranquillement avec le jeu de légo, j'étais heureuse. Ma copine Claudie était avec moi, nous nous comprenions sans même avoir besoin de nous parler. Quand la maîtresse nous a dit de venir près d'elle car c'était l'heure d'aller faire pipi, je n'avais pas envie d'aller aux toilettes, je préférais jouer. Tu comprends, n'est-ce pas ? Plusieurs possibilités s'offraient à moi :

- *La première : ne pas suivre ses ordres et continuer à jouer*
- *La deuxième : répondre à ses attentes*

Si j'avais continué ma construction avec les légos, elle n'aurait vraiment pas été contente et je sais par expérience maintenant que si je n'obtempère pas de suite, maîtresse va se mettre en colère et je suis certaine qu'elle ne m'aimera plus.

Alors j'ai nié mes besoins pour répondre à la discipline.

Nous devrions enlever ce mot du dictionnaire à l'école.

J'ai découvert que ce n'était pas toujours moi, dans mon intégralité qui décidais de mes choix. Des forces très puissantes m'entraînent au-delà de ma volonté et de mes besoins. C'est pour cela que je cède à une force qui n'est pas mienne quand je me mets dans le rang. Ces forces, l'approche matricielle les appelle, **les champs morphiques**. D'autres parlent de conscience collective ou d'égrégores. Avant, il y avait des prédateurs, maintenant, il y a la mémoire de ces évènements. C'est une mémoire active qui se présente à mon insu.

Tout à l'heure nous en avons parlé. Ce sont ces égrégores qui m'attirent dans des situations que je n'ai pas choisies.

Exemple :
Un homme demande à un sage pourquoi il vieillit. Le sage lui répond : «Je vieillis car je vois l'autre vieillir».

Un peu de théorie si tu veux bien : Le champ morphique est une région de l'espace avec des propriétés spécifiques.

C'est assez impressionnant ce que je vais te dire maintenant. Nous sommes les créateurs-nés des champs morphiques et nous les nourrissons. Nous en sommes co-responsables.

Toute chose activée par répétition
se structure dans la réalité
et donne forme aux champs morphiques,
entretenus par les champs morphiques dominants.

Plus nous sommes nombreux à penser ou à fonctionner par répétition, de la même façon, plus nous donnons corps à ce champ qui prend de l'ampleur et structure la réalité de ce monde.

C'est l'élan du groupe, de la masse qui impose sa structure.

Exemple :

Une mère de famille sortant d'une réunion de parents d'élèves entend de la part des responsables du collège que les adolescents qui ne touchent pas aux drogues ne sont pas dans la norme et ne sont pas acceptés par leurs semblables. Cette étape est indispensable pour leur évolution. Les adultes d'aujourd'hui diraient plutôt involution.
Le champ morphique en liaison avec la drogue les entraine dans ces dérives. Les jeunes disent à leurs parents : «Ne vous inquiétez pas. Je ne suis pas seul à agir de la sorte. Tout le monde le fait. C'est donc normal».

En d'autres termes, le monde décide pour eux

Le champ est nourri par le champ et entretenu par l'activité mentale. Tu vas me demander si tu peux sortir du champ de la masse. Eh bien,

Il n'y a pas de solution

Ne cherche surtout pas. Mets-toi dans ton ressenti, les mots vont se perdre. Lâche le concept qui te met dans la somatisation, actualise ton ressenti qui se met alors en résonance avec l'effet radian, soit la VIE.

Prends seulement conscience de l'endroit où tu poses ton regard.

Comme tu le sais, je ne suis pas très grande mais j'ai bien compris comment les champs morphiques agissaient sur la population.

Récemment en France, il y a eu des attentats.
Si tu avais vu mes parents. Dans ma maison tout respirait le bonheur, quand soudainement ils entendent l'annonce d'un attentat. Une angoisse terrible s'empare d'eux instantanément.
Ma mère a eu mal au ventre comme si c'était elle, qui avait été blessée. A la télévision, ils montraient des images qui font

peur. C'est comme si ma maman était touchée physiquement, personnellement, alors que nous habitons à plus de 500 km. Elle ressentait dans son corps les violences en lien avec cet évènement.

«Pourquoi ?» me demandes-tu. Elle s'est directement connectée au champ morphique de souffrance qui était alimenté par toutes les personnes qui comme mes parents regardaient les informations télévisées.
Tous les médias ne parlaient que de cela. Dans la rue, c'était une véritable psychose. Certains n'osaient même plus aller au cinéma.

Je suis dans l'empathie pour les familles dont les proches sont décédés et très triste pour elles.
Mais d'un point de vue très rationnel et au risque de déranger, je vais quand même te dire quelque chose : l'évènement est très triste mais faut-il "gratter" la plaie pendant des mois et générer un syndrome collectif ?.

Chaque jour, des centaines d'enfants meurent de faim ou subissent des guerres et personne ne se pose de questions pour les sortir de leur misère. Par contre, il suffit que dans notre pays, la peur prenne place pour que nous soyons tous concernés par cela et en panique. Le champ morphique de l'angoisse face aux attentats a très bien fonctionné.

Un autre exemple :
La princesse Diana était une femme aimée et appréciée dans beaucoup de pays. Au moment où elle est décédée, deux satellites, un russe et un américain, gravitaient autour de la terre et faisaient des relevés. Il a été constaté que les fréquences du champ magnétique de la terre ont flambé.
Les humains, dont l'émotion était très forte, sont entrés en résonance avec plusieurs champs morphiques :

- *La solidarité, l'empathie avec une très belle vague d'amour*

- *La stupéfaction, la tristesse*

La même chose s'est produite le 11 septembre 2001 aux Etats Unis. Beaucoup d'exemples pourraient être cités.

Je te livre ici ***une histoire "extra ordinaire"*** *qui répond à l'attraction d'un champ morphique puissant, très puissant vécue par une amie.*

En 1996, Lison est responsable d'un grave accident. Sa mère, alors passagère de la voiture est admise en service de réanimation, entre la vie et la mort. Les médecins la placent dans un coma provoqué pour lui éviter de lutter contre les machines qui la maintiennent en vie. Ses vêtements mortuaires sont apportés par la famille.

Dans cette collision, Anne est aussi blessée. Les médecins décèlent dans son corps physique : un traumatisme crânien, plusieurs côtes cassées, une blessure importante au bras gauche, la portière de la voiture ayant laissée son empreinte ...

Pourtant, Anne ne souffre pas malgré son état qui lui vaudra 32 jours d'hospitalisation. Les médecins s'interrogent et ne comprennent pas pourquoi, elle est insensible à ses blessures.

Le jour où le réanimateur déclare que sa mère est hors de danger, soit 57 jours après l'admission dans son service, les douleurs d'Anne se réveillent violemment.

Que s'est-il passé ?

Dans un premier temps, Anne a ressenti beaucoup de culpabilité. Elle avait grillé un stop, percuté un camion, mis en danger la vie de ses passagers et surtout avait presque tué sa mère, ce qui aurait rendu orphelins ses frères et aurait privé ses enfants, neveu et nièces de leur grand-mère. Quelle catastrophe !!!

Le champ morphique de la culpabilité l'a complètement happée à tel point qu'elle estimait, inconsciemment, ne pas avoir, le droit de se plaindre, ni de souffrir. Elle méritait en aucun cas que l'on s'occupe d'elle.

Elle a complètement quitté sa présence au corps, ne s'identifiait plus à ce corps devenu inexistant car elle ne ressentait pas ses blessures. Pourtant, elle bougeait et était active dans cette carcasse, infime partie de qui elle était. Son corps était devenu un élément de sa conscience
au même titre qu'une cellule qui dysfonctionne au milieu de milliards d'autres cellules.

Concrètement, son organisme était devenu seulement un élément de sa conscience, jusqu'à ce que son référentiel de culpabilité diminue dès l'instant où sa mère a été hors de danger.

Le champ morphique a alors perdu de sa puissance pour laisser place à un retour au corps physique. Les douleurs sont apparues.

Elle s'est à nouveau identifié à ce corps et lui a donné "corps"

Pourquoi tant de désordre à la maison ?

Je me demande toujours pourquoi papa et maman n'utilisent pas leur intelligence pour prendre conscience de ces champs morphiques. Ils pourraient très bien simplement poser leur regard pour vivre en harmonie avec eux, sans en souffrir. Ils sont souvent malgré leur amour, en opposition, en contradiction et en dépendance de leur environnement. Je sens qu'ils manquent de finesse.

Je réalise que, dans ce que je t'écris ami lecteur, la dualité prend forme. Je suis dans le jugement : ce serait mieux si ... Aziz mettrait une croix !!!
J'ai oublié un bref instant que Tout est parfait dans le voile. Nous avons le choix de nous connecter à la lumière réelle ou au voile. C'est une des possibilités de cette vie.

Le corps est un langage aussi il a sans doute quelque chose à nous dire. Il parait que la pensée est la catalyse du désordre.

La pensée

A ton avis d'où vient la pensée ? Est-ce, quelque chose en nous qui pense par un phénomène bio physique de syntonisation ?

Allons visiter cet espace. Je me raconte une nouvelle histoire. Je crains que tu vives mal ce que je vais t'annoncer aussi je tiens à te rassurer en te rappelant que :

« **Ce corps, est un élément de ma conscience.**
Je ne suis pas ce corps, ce corps est en moi »

Avec la conscience évolutive, nous pouvons retrouver cela, je te l'assure. Mais pour l'instant, nous faisons le tour du propriétaire.

Un peu de théorie

Les védiques disent que **la pensée** est un mécanisme neuronal électromagnétique. **La Source de la pensée, n'est pas la pensée**.

C'est une onde, une fréquence. C'est un champ magnétique qui se mesure avec des électro-encéphalogrammes.
La pensée, catalyse du désordre est connectée au 0,01%, au voile de ce monde. Elle est en lien direct avec les neurones qui réagissent au champ électromagnétique de la terre.

Penser, c'est activer un potentiel du voile à chaque instant.

Réseau neuronal

Au réveil, les réflexes s'activent inconsciemment. Il en résulte un comportement particulier qui nous met au service des structures établies, structurées, stéréotypées, appelées, réseau neuronal.

- Les neurones sont connectés par des neuromédiateurs. Un influx nerveux entre en action dans la phase aigüe. Cette phase est entretenue par des structures neuro-hormonales qui donnent forme à une notion qu'on appelle **la temporalité** : le temps. Dans l'action, **Si je fais :** c'est l'influx nerveux qui agit. **Si je pense** au mécanisme sans le faire, ce sont les neuromédiateurs qui agissent

Exemple :

- **Quand je prends un verre**, l'influx va activer un comportement stéréotypé via des structures neuronales «moteur» : Je le prends.
- **Quand je visualise** que je suis en train de le prendre, ce n'est pas l'influx nerveux qui entre en jeu mais ce sont les neuromédiateurs car je pense au mécanisme de prendre

ce verre et de boire. Les **neuromédiateurs permettent de voir ce que nous allons faire avant l'action.**

Tout ce qui est habituel se fait par automatisme, sans réfléchir. Quand on est malade longtemps, on déploie dans nos structures neuronales des automatismes. En nommant la maladie, le circuit neuronal commence. Le monde, pour nous est un passé qui se répète. Nous avons intérêt à développer nos sens les plus subtils pour éviter d'être projeté dans le passé.

Dans notre vie, il n'y a que du passé qui s'active avec nos structures neuronales

L'instant présent n'est pas dans la structure neurophysiologique. Les réflexes entretenus, nous connectent à la conscience collective. Un concept active un circuit neuronal qui nous remet dans le passé.

Nous sommes des êtres du passé

Le passé, le karma et les péchés sont des notions du Voile*. **Il n'y a pas d'erreur, il n'y a qu'un circuit neuronal.** Le péché est une résistance qui actualise le passé et propulse dans la culpabilité. Chaque croyance est un circuit neuronal. Nous sommes des hologrammes car programmables dans la dépendance, la culpabilité et la peur. Il est possible de **sortir de tout cela et d'avoir conscience de notre liberté.**

Qui gère tous ces réseaux neuronaux ?

- Est-ce ma volonté ? Non, c'est impossible car trop subtil
- Est-ce que je peux donner mon cerveau à un expert en neurosciences ? Non, il ne comprend rien à tout ce fonctionnement, il est dépassé. Un petit cerveau ne peut pas comprendre la globalité

Et la Présence dans tout cela ?

J'existe car je suis dans le temporel existentiel phylogénétique mais est-ce que je suis en relation avec l'être qui lui a donné forme ?

Je dois reconnaitre que ce cerveau est énorme :

- Il n'y a rien à comprendre
- Seulement lâche. **Lâcher réellement**.
- Seulement réveiller la présence de l'être. La présence de Celui qui Est et qui a tout créé.
- Comment ? En posant mon regard silencieux pour l'inviter à la transcendance. **Je dois l'inviter «en sortant de la maison» donc disparaitre pour lui laisser la place et être dans le créateur. Il devient moi. Il y a un état d'annihilation de ma part.**

Les neurones se connectent avec le champ de 0,01%. C'est-à-dire que quand je pense, je suis dans l'existence du champ.

Quand je pense, j'existe

Cette existence est-elle hologrammique, illusoire, projectionnelle ? Révèlerait-elle la forme, condensée dans la forme et réduirait-elle l'information de l'Être ?

Allons voir comment

Quand je ne pense pas, les astrocytes s'activent.

Je ne pense pas, donc Je Suis.

La différence est énorme. Donc même si je ne pense pas, je suis.

Quand je suis dans la présence, je suis.

Quand je laisse le vortex de la lumière réelle pénétrer, la fluidité du cerveau se manifeste, les astrocytes s'activent. A ce moment, je me connecte aux énergies noires et aux rayonnements noirs qui représentent plus de 99% de la globalité de l'uni-vers.

Entre 2 pensées, il y a un silence, les ondes ne s'activent pas. C'est le silence transcendantal vécu pendant la méditation.

Tout est parfait dans le voile. Tout est possible et **rien n'est bien, ni mal. C'est, et c'est tout.**

Quand je pense :

- J'émets une onde qui va voyager et entrer en résonance avec d'autres puis elle revient vers moi. Je suis en interférence ondulatoire
- Quand je pense, ça revient vers moi et je ne sais même pas comment "ça" se pense en moi. Pourtant je dis «je pense», mais pas du tout

Ce n'est pas moi qui pense, ça se pense en moi par un phénomène d'interférence

Je ne sais pas ce que je capte, très souvent, je suis bien, mais si je rentre en interférence, ensuite je me sens mal.

Les astrocytes

Nous venons de poser notre regard sur les neurones et ce n'est pas très encourageant. Alors je t'invite à te "pencher" sur les astrocytes. Je ne connais pas ce mot depuis très longtemps et même les médecins ne savent pas toujours ce dont il retourne. Pourtant, ils sont très importants et nous les avons shuntés de notre sphère de référence.

900 milliards d'astrocytes entrent en résonance avec le champ réel de l'uni-vers, avec la lumière réelle.
Ça devient plus joyeux n'est-ce pas ? Nous allons pouvoir faire la fête. Les neurones quant à eux sont au nombre de 100 milliards et entrent en résonance avec le champ électromagnétique de la terre.

A quoi ressemblent ces astrocytes ?

Ce n'est pas que je veuille faire de la poésie mais ne te moque pas de moi, ils sont en forme d'astres. Je ne plaisante pas. Ils nous permettent de nous relier avec tout l'univers. Super non ?

Ou se trouvent ces cellules gliales ? C'est aussi leur nom

Elles sont dans notre cerveau néocortical. Notre petite cervelle a été éduquée pendant des années à n'être sensible qu'à travers le voile qui a oublié le champ réel.

Sur le plan physiologique, tu es équipé pour être en résonance avec la sphère invisible

Tu as bien compris, depuis que nous échangeons, je ne te parle que des principes retenus par l'approche matricielle.

Le Professeur Aziz El Amrani Joutey distingue le cerveau neuronal, spécialiste dans l'analyse, la réflexion, et le cerveau néocortical astrocytaire, spécialisé dans la trans-analyse, la synthèse et l'aspect holistique, global.
Je reprends d'ailleurs souvent ses propres phrases. Je n'ai rien inventé. Avant de tout oublier, il faut avoir tout intégré et je le souligne à nouveau, c'est avec toi que j'intègre la dynamique matricielle. Tu me fais faire un Sacré boulot. Merci Merci Merci.

Allez, continuons.

Dans le néocortex, il y a deux potentialités : une potentialité analysante via les neurones et une potentialité structurante, harmonisante, holistique, via les astrocytes. Cette nature néocorticale importante s'appelle la réflexion.

Si le cerveau limbique domine,
la réflexion va s'éclipser au profit des réflexes

Tu deviens un être humain qui est un ensemble de réflexes, tu n'as même pas l'occasion d'être dans la réflexion. Tu te réveilles le jour, tu fais les choses mécaniquement, sous forme de réflexes. On a vu cela avec les neurones.

Je vais te donner un exemple :

Il y a quelques semaines, j'ai lu une histoire éloquente.
Il s'agissait d'une femme qui avait été violentée par son père étant enfant. Elle en avait tellement peur, qu'elle osait à peine lui parler. Chaque fois qu'il rentrait à la maison, elle partait aider sa grand-mère paternelle qui avait des difficultés dans son quotidien. Il ne trouvait rien à redire, la laissait aller et la félicitait même, parfois.

Aujourd'hui, chaque fois que cette femme devenue adulte, rencontre une difficulté avec un homme, elle s'éclipse et se met au service d'une personne en difficulté.
Cette habitude lui a permis dans son enfance, de s'éclipser lorsque son père rentrait à la maison. En quelques sorte elle l'a sortie, d'une difficulté.

Elle répète encore aujourd'hui :

- *Le même scénario*
- *Ne prend jamais soin d'elle*
- *Ne montre pas sa désapprobation*
- *Ne se positionne pas*
- *S'échappe dès qu'elle rencontre une difficulté*

La peur limbique la domine. Comme un robot, dépourvu de réflexion fondamentale, elle se focalise sur un plan neuronal. Elle n'a plus accès
au niveau astrocytaire qui lui permettrait d'avoir une vue holistique sur ses difficultés.

Le cerveau possède les outils via les astrocytes pour se connecter avec le rayonnement noir, la lumière réelle.

L'éveil n'est pas métaphysique, il est physiologique

La maladie

Si je te parlais de la maladie.

Cette nuit là, j'ai de la température, 40°. Mes parents appellent en urgence le médecin de garde. J'ai chaud et/ou froid. Une confiance interne absolue me permet de penser que mes parents vont m'aider à retrouver une ré-harmonisation physiologique.
Le pédiatre arrive. C'est comme si le Messie était présent. Ils sont bouche bée devant ses explications très mentales. Il est vrai que les études longues qu'il a faites, lui donnent la réputation de l'homme qui détient la vérité dans le domaine de la santé.

Que se passe-t-il ?

Il analyse mes symptômes, fait un diagnostic, trouve une thérapie adaptée. Mes parents sont prêts à faire tout ce qu'il dit. Sa façon de voir mon rétablissement se limite à ce qu'il a appris lors de sa formation. Je sais que mon corps est toujours en mouvement et que son état va changer alors que lui, il me colle une maladie, peut-être incurable d'ailleurs.
J'ai une gastro-entérite, paraît-il. Mais je dois passer des examens complémentaires le lendemain, à l'hôpital, pour confirmer le diagnostic afin de ne pas passer à côté d'une pathologie plus lourde. Une appendicite, ou je ne sais quoi.

Il a oublié que demain, je ne serai pas la même qu'à l'instant présent, mon corps aura évolué

Une des collègues de ma mère, dont le fils a une maladie orpheline imagine déjà le pire.

C'est que je commence à avoir la pétoche moi ! Je ne suis pas si malade que cela ! Pourtant, j'ai conscience ***qu'en nommant la maladie, un circuit neuronal surgit.*** *Merci la phylogénèse avec toutes ses mémoires lourdes !*

Pourquoi les maladies se déclarent-elles ?

Nous avons vu avec la rotation que nous passions de la non-forme, à la forme : de l'onde à la particule. Tu verras plus tard dans ce livre quand je te parlerai des vortex, comment cela fonctionne avec plus de détails. Des électrons et des atomes travaillent de façon ondulatoire dans différents espaces au sein de chaque cellule.

Voici une petite définition de la pathologie :

Avant que ne s'installe l'angoisse, je te donne une ouverture évolutive avec une question ouverte. Quoi d'autre est possible dans le champ de tous les possibles ?
L'ondulatoire a perdu sa fonction**.** **L'**organe devient de plus en plus dense car il installe une résistance empêchant la pénétration de la lumière réelle.

Comment activer l'ondulatoire au dépend du corpusculaire ?

Un peu de physique maintenant. Nous allons parler de l'effondrement de l'onde. Quitte ton esprit analytique qui est un processus de densification pour que l'onde apparaisse.

Avec l'analyse, l'homme crée un effondrement de l'espace qui donne forme à la matérialité condensée.
Face à un événement, il n'y a pas de solution. Conscientise l'onde associée à ta pensée. Tout ce qui dans la sphère émotionnelle fonctionne par deux. C'est un bipolarité permanente. Toute résonnance dans la sphère émotionnelle est une densité.

Il faut réveiller le plein potentiel ondulatoire du corps avec les cinq éléments

La cellule ne peut pas fonctionner si elle n'est pas dans la guidance des cinq éléments. **"WÂW, HOW, RA, MIM, TIT."** Tu peux les activer. Les explications sont dans le chapitre sur les outils matriciels.

La cellule mère se trouve dans une zone au niveau du sacrum. Quand elle est activée, elle crée le potentiel ondulatoire du corps. Elle entre en relation hologrammique avec toutes les autres cellules par un phénomène ondulatoire.

Elle a intégrée les cinq rayonnements subtils car elle est de nature ondulatoire. L'onde est endormie quand il y a problème. Alors réveillons la.

Dans les stages du Pr El Amrani, nous activons cette cellule mère avec un procédé ancestral actualisé avec les avancées de la science.

Pourrions-nous vivre dans une harmonie physiologique parfaite ?

Je vais te présenter "l'affaire" avec la conscience d'une autre réalité. Certaines matrices, possédant une conscience et la liberté absolue, refusent d'être traversées.

L'organe, qui a toujours le choix, dit : «Je ne me laisse pas traverser, je refuse d'être pénétré par la lumière».

La lumière réelle lui répond : «Écoute, j'ai tout mon temps pour attendre, tu refuses de devenir perméable, je vais attendre !»

Où se positionne la lumière réelle ?

Elle se blottit contre cette matrice et patiente jusqu'à ce qu'elle accepte la perméabilité. En se mettant autour de l'organe, elle crée une pression qui engendre un corps matière différent.
Si tu aimes la musique, cher lecteur, ton corps aussi aime le rythme.

La vie est une symphonie où tout est accord, alternance, battement, bercement, cadence, mesure, mouvement.

Le corps, c'est la vie. Pendant la gestation, nous avons respecté un certain rythme. Un petit rappel :

A la naissance, ce sont les neuro-hormones, des miroirs sur lesquels, la présence de l'Etre se réfléchit, dans le champ de tous les possibles. Ils :

- stimulent le passage dans les matrices périnatales
- aident à être davantage dans son corps

Pour vivre dans une harmonisation physiologique la plus confortable, le corps a besoin de garder une rythmicité adaptée à ses besoins.

Le corps est un ensemble de rythmes qui produisent des cellules souches dans l'organisme. Chaque organe est un rythme en lui-même, au même titre que la cellule.

Quand un organe perd son rythme,
il s'ouvre à ce que l'on nomme les maladies, les pathologies.

Le rythme est apparenté au temps. Lorsque tu attends la guérison, tu te mets dans un état de séparabilité. Ce sera demain la guérison, dans un autre temps. **Cette attente promet d'apporter de la souffrance qui donne sens au temps**.

Je devine la question qui te brûle les lèvres, ami de voyage.

Alors que faire ?

La réponse est simple :

Poses ton regard et fais avec, sans attente.

Mets-toi dans le rythme qui **est un attracteur de résonances dans la Présence.** C'est la fondamentale sur laquelle se greffe la guérison.

Sans rythme, pas de guérison. Si je structure la conscience dans le rythme, je suis dans la Présence.

Si la conscience n'est plus dans la rythmicité intrinsèque, elle est dans l'attente, elle est dans demain : «Demain, je serai mieux» ce qui te consigne dans la séparabilité.

Physiologiquement parlant, le «demain» n'est intégré, ni dans notre corps, ni dans nos cellules.

Le rythme c'est la loi du juste milieu qui prépare à la loi du non-effort

Comment vit le corps ?

Il vit dans la Présence et ne sait pas ce que demain signifie, c'est pour lui un vrai problème. Quand le mental vient le tripoter, le projeter, il n'arrive pas à cerner toute cette dialectique, alors on apporte avec notre mental toute la structure et les mémoires ancestrales. Mais le corps n'est pas d'accord avec cela. **C'est le mental qui réveille ces mémoires, ce n'est pas le corps,** qui lui, est quantique, fluide, changeant, discontinu, non solide et impulsion quantique changeante à chaque instant. Pour fonctionner les organes ont besoin de la conscience car le corps n'est pas un organe figé, c'est un fleuve hyper changeant qui doit être conscientisé. Ce n'est pas une densité.

C'est de la matière vide remplie par une lumière.

Quelle est la différence entre une mémoire physique et une mémoire mentalisée ?

Une mémoire physique est une mémoire spatialisée.

Exemple :

Peut-être que tu as vécu cela, celui qui a fait ce passage vers la phase de la mort, a vu sa vie défiler rapidement sous forme de spots, d'images qui étaient totalement spatiales. Tu t'es placé comme spectateur devant un écran sur lequel défilent des images, des photos de toi quand tu étais petit, des flashes, arrêts sur image, quand tu as repris ta résonance physique, tu as réintégré ton corps et tu te dis «Oui, j'ai vu une image de moi petit, puis une sur laquelle je deviens grand», Le mental met le temps, le corps n'a pas mis le temps, il a mis ce que l'on appelle les mémoires spatialisées, des flashes.

La musique structure dans le rythme.
Le mental structure dans le chaos

Qui crée les problèmes ?

Ce ne sont pas les mémoires physiologiques, c'est le mental avec ses mots, ses interprétations, ses projections. Il est infesté de messages qui disent que ce serait mieux autrement. C'est un activateur du temps.

Là où il y a le temps, il y a dualité et conflit.

Qu'y a-t-il dans le temps ?

Demain, hier et aujourd'hui. L'instant même, **la Présence c'est déjà du passé**, il est quelle heure ? 18 h 10, c'est déjà passé.

Au niveau quantique le temps de Planck, c'est de l'infiniment bref : 10^{-43}''. Je ne peux pas dire que l'instant présent existe, il est déjà passé. Le temporel est structuré comme un état conflictuel.

Vivre dans le temps, c'est vivre dans le conflit parce que c'est le temps qui génère tous les problèmes.

Tout ce qui se fait dans le temps relève de la phylogénèse.

Il n'est plus besoin de descendre aux enfers, simplement pose ton regard.

Chaque jour devant mon miroir, je constate des changements !
C'est le temps qui est la cause de tous ces changements et ma conscience peut s'orienter sur la spatialité ou la temporalité.

C'est moi qui gouverne, mais la gouvernance est laissée au mental parce que je suis dans un champ mentalisé. Ce n'est pas mauvais mais il ne dépasse pas 0,01% dans la constitution globale de notre univers. Alors pourquoi lui donner autant d'importance ?

Le gène du rythme

Le rythme est un activateur de la spatialité.
Tu as, j'ai, nous avons un gène au niveau de notre corps, dans l'ADN, appelé le gène du rythme.
Avec le rythme alimentaire, c'est-à-dire manger une seule fois par jour, je redonne aux organes, un rythme par rapport à la lumière réelle. Je suis imprégnée de cette réalité spatialisée au dépens de la réalité temporelle pour être dans la voie du juste milieu (le rythme), pour que le reptilien devienne un ami connecté à la lumière réelle. La phylogénèse est un ami évolutif.

Fais glisser la fluidité dans tout conflit
et sois dans la certitude que tu as tous les éléments.

Concernant la prise de nourriture dans le rythme, je pose mon regard sur mon corps en émettant l'intention de réorganiser les enzymes. Peu importe ce que tu manges, ce qui est important, c'est le potentiel conscience au moment du repas. Bon appétit cher ami. Tu verras que tout devient succulent dans cet esprit.

Le Professeur Aziz a donné un support aux Êtres de guidance pour restructurer les réseaux neuronaux et augmenter la possibilité d'obtenir quelque chose dans l'infiniment bref. Il est conseillé de le répéter en marchant Je crois que ça commence par WAFI…

Le rythme et la pensée

Entre deux pensées, il y a un état de silence et ce silence est une porte, un vortex dans lequel circule l'information de la Présence.

La pensée est :

- Répétitive
- Temporelle
- Rigide
- Emane du cerveau limbique, le palé-encéphale en science est un cerveau d'automatismes qui est le siège des émotions avec l'émotion positive et l'émotion négative, soit la sphère émotionnelle bipolaire

La sphère émotionnelle bipolaire, est l'analogie avec la force nucléaire faible (lumière réelle), au niveau de la physique quantique.

Cette force nucléaire faible a 3 composantes :

- 2 composants qui sont en résonance comme la sphère émotionnelle : W^- et W^+. Cette force a 3 composantes que l'on appelle les 3 bosons :
  - 2 vecteurs qui symbolisent la bipolarité émotionnelle W^- et W^+
  - 1 autre vecteur qui va prendre forme Z^0

Quand l'être humain commence à savoir gérer son déséquilibre émotionnel, il y a un facteur qui va naître appelé **Z^0 appelé encore l'AMOUR**. Les émotions doivent être présentes, c'est une catalyse. Il faut cependant savoir gérer son déséquilibre émotionnel pour réveiller l'élan d'amour.

Quand il y a un déséquilibre émotionnel, je deviens un attracteur des champs pervers. Dans la gestion des déséquilibres, je pose mon regard pour mieux le gérer.

La vie est un déséquilibre, il n'y a pas d'équilibre. Physiologiquement, chaque instant est équivalent à un déséquilibre

Par conséquent, si je réveille le rythme, je réveille la gestion des déséquilibres, j'ouvre la porte à l'élan de l'amour.

Le rythme est capital, la rythmicité est la répétition harmonieuse d'un processus dans le temps. Si le temps est marqué par un état chaotique, le rythme se perd. C'est de la musique, de la symphonie greffée sur le temporel. Le temps va alors s'ouvrir sur la lumière réelle au lieu de s'ouvrir sur la lumière agitée.

Le rythme alimentaire

Quand la lumière du soleil apparait, la lumière électromagnétique s'active et la lumière réelle diminue. Au moment du coucher du soleil,
la lumière réelle augmente. Elle est inversement proportionnelle à la lumière du jour avec un rythme comme un balancier avec un temps d'arrêt, jour/nuit.

Les aliments en sont imprégnés et le potentiel de la conscience de la lumière réelle, en chacun est éveillé.
Choisir de donner un rythme à tes cellules avec un repas par jour de préférence le soir, permet de trouver un équilibre physiologique.

Alors ami lecteur, te sens-tu prêt, à nourrir ton corps une fois par jour pour **réveiller le gène du rythme ?** Aujourd'hui ce gène est inhibé, endormi. Avant quand il était activé, mon corps transformait 4 kg de glucose, en glucosides qui était un aliment pour les astrocytes. Actuellement, je n'ai plus l'enzyme qui fait cette transformation. Je peux au moment des repas simplement poser mon regard et émettre l'intention : Transcendance et réorganisation de tous les enzymes.

Le potentiel conscience est plus important que ce qui se trouve dans l'assiette

La maladie se déclare aussi quand les états jonctionnels sont shuntés, quand le rythme est perturbé, quand la conscience mésodermogène ne joue plus son rôle.

Exemple :

Si une cellule cardiaque ne reçoit plus les informations des cellules nerveuses, une véritable cacophonie remplace la symphonie globale car chacun travaille à son propre rythme sans reliance. Il n'y a plus de symétrie sacrée, c'est le chaos.

Passé, présent, futur

Dôgen (1200-1253) répondait à la question : Qu'en est-il de l'existence et du temps ?

« Le temps n'est autre que l'existence et toute l'existence n'est autre que le temps »

L'instant présent, une fois perdu ne revient jamais. Les anciens disent souvent : «Hier, c'était bien mieux, les enfants obéissaient au doigt et à l'œil. Aujourd'hui ils sont indisciplinés, mais comment seront-ils demain ?»

Tu t'es aperçu que dans l'approche matricielle tout marchait par trilogie. Et bien pour le temps, c'est identique.

Il y a trois temps et on aime bien se référer aux trois rythmes endo, ecto et méso. Je prends des raccourcis pour dire endodermogène, ectodermogène et mésodermogène. Alors, parlons du temps qu'il fait, dans ces trois sphères.

Voici les grandes lignes du temps qui :

- Occulte la présence
- Entretient d'une façon spatiale la séparabilité
- Est en lien avec la densité. L'espace et la vitesse mettent une troisième variable. (pour aller de A à B, il faut : espace + temps). Le support est électromagnétique (ça change d'énergie)

Dans le rêve, la densité temporelle change. Je peux alors faire beaucoup de choses dans un laps de temps court.

Par contre, écoute cher ami, car cela est intéressant. **Dans la joie sans objet,** on shunte le temps. On est alors dans la spatialité du temps. Tu vois, le champ de tous les possibles est à portée de main.

Dans notre monde, la densité temporelle est réduite. Notre monde est trop lourd pour des Etres de lumière.

Une danse à trois temps, une danse à quatre temps… Temps ecto, endo et méso…

Si j'actualise un temps, je potentialise les deux autres car ils sont en état d'attente. Ce qui est potentialisé, peut s'actualiser à chaque instant.

Temps ecto

- Existe par rapport aux deux autres. Il n'est jamais ecto de façon absolue
- Actualisation temps ecto, potentialisation des temps endo et méso
- Temps linéaire extériorisable par rapport à l'objet
- L'ecto est émetteur

Je vois le monde comme extérieur à moi, ce qui implique de la séparabilité qui valorise l'objet et shunte la Présence.

Temps endo

- Circulaire
- En mouvement par rapport au centre
- Relié au temps psychologique endogène intérieur
- Structuré de façon individuelle
- Crée de l'harmonisation entre le temps intérieur et extérieur
- Récepteur

Les croyances sont une potentialisation du temps circulaire en résonnance avec le passé et le futur qui détruisent l'Etre et shunte la Présence. Elles sont en résonnance avec le Moi.

Je Suis mes croyances.
J'actualise en posant mon regard.
Je ne cherche pas de solution, elle est déjà là.

L'actualisation temporelle endo est la potentialisation des temps ecto et méso.

Chacun le vit à sa manière, selon ses croyances qui émettent des rayonnements que nous avons à actualiser.

Le temps méso

- Poser son regard pour actualiser le temps méso
- Temps de la reliance
- Temps spatialisé
- La Présence
- Transformateur

Actualisation temporelle méso ⇨ Potentialisation endo et ecto

L'actualisation

Quelle différence existe-t-il entre l'homme d'aujourd'hui et celui du moyen âge ? Apprend-t-on au nouveau né d'aujourd'hui les mêmes mécanismes de défense qu'à celui du moyen âge ? Le bébé du XXème siècle a-t-il les mêmes craintes, les mêmes questions, les mêmes réflexes, les mêmes relations avec le monde et ses congénères, ses autres lui-même ? Sûrement pas !!!

Qu'elle est l'évolution de sa conscience ?

Ces exemples sont un peu grossiers, je l'admets mais j'exagère volontairement pour te mettre, ami lecteur, en relation avec le changement inévitable auquel nous sommes soumis, assujettis depuis le début de la création.

Comment l'homme a-t-il fait pour actualiser les informations au fur et à mesure de son évolution ?

Nous avons parlé des champs morphiques qui nous conditionnent.

Tout dans notre vie est à actualiser à chaque instant car le monde est constamment en mouvement, dans une impermanence totale. Jusqu'à maintenant, nous n'en avons pas suffisamment conscience. Une vigilance s'impose dans la loi du non-effort, dans la présence, dans la connexion à qui nous sommes au-delà de ce corps physique.

Actualiser signifie recadrer, s'ajuster, poser un regard sur chaque situation dans le présent à chaque instant. Alors vigilance, c'est chouette n'est-ce pas d'aller dans le nouveau ?

La dynamique matricielle nous aide à cela dans :

- la pratique de la méditation

- l'appel aux matrices de guidance

***Ami lecteur**, je vais te dire ce que j'ai appris en cours d'histoire à l'école. Je ne suis pas fière de constater que la violence n'a pas encore été actualisée.*

- *- 20 000 ans les artistes de la préhistoire peignent* des hommes transpercés de sagaies et de flèches
- - 10 000 ans la grotte de l'Addaura fournit une représentation un sacrifice humain. La violence interne existe au paléolithique.
- - 8 500 ans, installation d'une atmosphère de compétition entre les chasseurs-collecteurs et les nouveaux arrivants agriculteurs
- - 5 000 ans premiers sacrifices religieux, émergence de la figure du héros/chef de guerre typique de la préhistoire et des débuts de l'histoire européenne
- **XXIème siècle** Où en sommes-nous avec l'expérience de la manifestation de l'amour, de la dualitude ?

Evidemment, je pose sur ce sujet, un regard critique plutôt ironique sur notre époque aussi je te propose de poser ton regard ***sur l'évolution de l'art et de la culture,*** *tu verras que sans actualisation la France ne ressemblerait pas à ce que nous voyons.*

L'art du haut moyen âge, d'influence barbare, a hérité de l'empire romain avec l'art roman pour enfin adopter le style gothique qui habille les plus belles cathédrales de France. La culture se développe grâce aux premières universités, tandis qu'apparaissent de nouvelles formes de littérature… Les habitants de l'époque ont actualisé leurs connaissances et ont évolué avec elles et nous faisons de même aujourd'hui

Nous ne pouvons pas exister dans de bonnes conditions, dans ces 0,01%, en dehors de cette évolution. Vivre en cohérence avec les évènements qui nous entourent permet de ne pas nous sentir en lutte contre un système, contre une façon de penser, contre un connu.

Actualiser, c'est poser son regard dans la loi du juste milieu et adapter les situations avec la conscience *que j'ai aujourd'hui de ma globalité.*

Bien sûr, comme je suis un être changeant, j'ai à actualiser constamment dans une conscience évolutive avec toutes les variables.

Le champ de tous les possibles

J'ai besoin de rencontrer ma vraie nature, mon être, mon absoluité, ma réalité, mon double de lumière... pour jouer avec les variables de la vie.

Et si j'avais accès à tous mes potentiels,
à mes potes-en-ciel. Comment ce serait ?

Je n'ose même pas l'imaginer. Je n'ai accès qu'à une toute petite partie de moi dans ce monde.

Je suis l'émanation de l'être dans le champ du phénoménal,
je suis l'émanation du champ de tous les possibles
dans la sphère phénoménale.

Où se trouve le champ de tous les possibles ?

Dans l'infiniment bref. Je ne peux pas vivre dans le phénoménal, si je ne fais pas ce voyage, à chaque instant.

Le temps de Planck, c'est l'infiniment bref, un intervalle infiniment petit, un temps nul qui est T0 et un temps pratiquement nul qui est $T0^{-43''}$ ou $T0^{-99cm3}$. Tu verras, plus tard dans ce livre, que la dynamique matricielle fait référence à 99 matrices.

Je voyage dans ce temps, dans l'infiniment bref,
à chaque instant, de façon inconsciente.

Les scientifiques ne peuvent pas remonter au commencement de l'univers, à ses origines car les équations ne marchent plus, ne s'appliquent pas jusqu'à T0. Pour la science, il s'agit d'un mystère puisque ce qui est quantifiable ne répond plus.

Entre T0 et $T0^{-43"}$, il y a $T0^{-44"}$, $T0^{-1000"}$, $T0^{-10000"}$ etc. Cet espace temps est à la fois de plus en plus petit et à la fois infiniment grand avec une infinitude de possibilités.

L'infiniment bref est donc infiniment grand et **le champ de tous les possibles, l'information illimitée se trouvent dans cet espace**. Cet espace est porteur d'une infinitude de possibilités. C'est l'éternité.

L'**information infinie ou connaissance absolue**
est donc inversement proportionnelle au temps.

Quand j'ai peu d'informations, le temps augmente. Il faut passer plus de temps dans la forme pour intégrer beaucoup d'informations. Plus je remonte vers T°, moins j'ai besoin de la forme.

Dans l'infiniment bref, l'Être, dans sa nature non manifestée a tout expérimenté, tout ce qui est, toutes les variables, dans le champ de tous les possibles, dans les 99,99%. Tu trouves sans doute cher lecteur que je me répète mais c'est réjouissant de savoir que :

A chaque instant, de façon inconsciente toi aussi, tu voyages dans l'infiniment bref et que tu as accès à toutes les variables.

Quelle magnifique expérience !!!

Maintenant allons voir ce qui se passe si je pose mon regard sur la lumière agitée. Quand, je suis dans les 0,01%, je suis connectée au voile, à tous les champs morphiques reliés à l'électromagnétisme de la terre. Je suis alors coupée du fait que je suis Maitre de moi dans mon entièreté. Je m'identifie à ce corps qui n'est qu'un élément de ma conscience. Je ne suis pas reliée au 99,99%, à la lumière réelle.

Cependant mon corps a besoin de se ressourcer dans la lumière réelle pour se connecter à son double de lumière qui :

- Donne les informations nécessaires à l'équilibre physiologique et psychologique
- Permet de vivre l'incarnation telle qu'envisagée lors de l'involution

Tu te souviens de la rotation ? Du miroir ? De la chute cosmique ? C'est cela l'involution. Puis il y a l'ascension, la "remontée" vers la Source avec la conscience évolutive.

Pour aller dans ce champ, la pensée est inutile, les neurones sont inutiles, la raison est inutile. L'analyse qui relève de la pensée est inutile. Les humains de notre époque aiment bien analyser pourtant, quelle est la signification de ce mot analyse : ana = lumière et lyse = la destruction. Dans cette ouverture l'intelligence est non arrêtée, la foi est non-arrêtée, le cœur est non-arrêté. Ce que nous savons, ce que nous aimons, n'est pas le tout.

Nous avons parlé des astrocytes qui nous mettent en lien avec la Source. Mais à quel moment ? Il est temps de les mettre au travail et de lâcher avec le connu, l'habituel et se laisser être dans le champ de tous les possibles. Ce temps n'est pas mesurable tellement, il est bref mais il est toujours là.

Il n'y a ni pensée, ni anticipation, ni préparation mentale.

C'est et c'est tout. C'est aussi dans l'élan sans attente.

Exemple 1 :

Une mère a soulevé une voiture pesant plusieurs tonnes pour sauver son fils. Cette situation est scientifiquement inexplicable pourtant elle a dû se connecter à un champ particulier pour trouver la force nécessaire. Ici ni pensée, ni anticipation, ni préparation mentale. Seulement la foi que cela était possible dans un autre niveau de conscience.

Exemple 2 :

Elisabeth a suivi une formation matricielle à Imsouane au Maroc avec Aziz. Elle devait animer un stage sur la nutrition consciente quelques semaines plus tard avec son ami, Alain.

Ils préparaient leur formation en marchant sur la plage quand Elisabeth relate un des exercices proposés lors de son séminaire matriciel. Elle suggère à Alain de faire aussi cette expérience, pour ensuite, le proposer aux participants de leur stage.

Il s'agissait de courir sur la plage et de s'arrêter subitement en disant avec ses "tripes" : «Je suis l'émanation du champ de tous les possibles, je suis la Source».

Elisabeth suggère de vivre cette expérience dans l'océan.

Elle entre en courant dans l'eau. L'océan était relativement calme. Mais soudain une grosse vague l'emporte au loin. Sa tête était plus souvent dans l'eau que hors de l'eau. Pendant quelques instants, elle a paniqué
et ne pensait pas s'en sortir. Elle cherchait désespérément une bouée ou quelque chose sur quoi se tenir pour rester à la

surface. La force de l'eau l'emmenait au large avec une énorme puissance.

Puis, un réflexe s'est imposé. Merci à son cerveau limbique de lui rappeler par automatisme des fonctionnements qui lui ont été propices dans d'autres évènements : Tels que se souvenir des pensées présentes au moment des petits accidents de la vie comme une petite coupure, un petit choc... Malgré l'urgence dans laquelle elle se trouvait, elle se pose la question.

A quoi est-ce que je pensais
quand je suis entrée dans l'eau ?

Cette phrase,

Je suis l'émanation du champ de tous les possibles,
est revenue à son esprit. Elle ne l'oubliera plus jamais.

Soudain ***plus de lutte, plus de peur****. Un miracle ? Non. Elle a complètement lâché. Rien n'avait d'importance, elle avait conscience que tout pouvait arriver, la mort comme la vie. Tout était juste. Elle s'ouvrait au champ de tous les possibles* ***dans l'infiniment bref.***

Pourtant crois-moi la situation n'était pas reluisante. Sa tête, ne sortait que peu souvent des profondeurs de l'océan.

Puis une demi-heure après le début de cette histoire, elle a touché le sable avec ses genoux et s'est dit : «Eh bien, ce n'était pas l'heure de quitter ce monde phénoménal !!!».

Pendant tout ce temps, son ami, qui était resté sur la plage, se demandait comment il allait bien pouvoir annoncer cette catastrophe à sa famille.

Pour terminer, je vais te dire dans quel état Alain était, quand il l'a vu sortir de l'eau. Dans sa peur et sa souffrance, une grande colère s'est emparée de lui. Il s'est dit «Je croyais qu'elle était morte alors qu'elle jouait dans l'eau !». Puis il est parti. Après avoir fait quelques mètres, il s'est retourné, a vu qu'Elisabeth était affalée sur le sable et a compris qu'il s'était raconté "une histoire qui fait peur". Voilà le travail des neurones qui analysent en se branchant sur les 0,01%.

Dans notre vie, nous nous racontons beaucoup d'histoires émanant du voile. Le champ de tous les possibles nous offre autre chose que le connu, le Grand, le vaste, la reliance, la joie....

C'est important, ce champ de tous les possibles, aussi je vais te donner, cher ami, un autre exemple, tout aussi éloquent. Tous ces exemples sont des expériences vécues.

Un homme, que je vais appeler Claude est hospitalisé dans un service de soins palliatifs.
Il est rentré de son plein gré dans cet établissement mais au bout de quelques jours, il constate que son choix ne correspond pas à ses besoins.

*Ses enfants font le nécessaire pour qu'il sorte au plus vite. Cependant la sortie n'est pas envisageable pour l'établissement avant la fin de semaine. Je suppute qu'il faut remplir les lits au maximum. Enfin Bref !!! . **Tu vois moi aussi, je me raconte des histoires.***

*Claude est accompagné par Betty, qui est psychothérapeute, à qui il fait confiance. Mardi, à 21h, il l'appelle et lui dit **qu'il ne veut pas mourir ici** et lui demande de faire le nécessaire pour qu'il **quitte la clinique au plus tôt.***

Betty est mal placée pour répondre à son attente. Elle ne fait pas partie de sa famille et n'a aucun droit. Enfin, elle lui répond qu'elle ira le voir le lendemain matin.

Malgré l'heure tardive, elle décide d'appeler un de ses fils dont elle a les coordonnées. Il lui répond, qu'il souhaite répondre positivement à tous les souhaits de son père mais que l'établissement a des règles auxquelles ,il ne peut déroger. Il informe ses autres frères et sa mère de la situation.

Comme convenu, Betty rend visite à Claude le lendemain matin. Il est triste et bien décidé à quitter sa condition de malade hospitalisé.

Le téléphone de Betty sonne. C'est un autre de ses fils qui lui demande de voir ce qu'il est possible de faire pour que son père obtienne le droit de rentrer chez lui. Autrement dit, il lui donne le feu vert,

Claude vit seul. Il faut aussi anticiper le retour à la maison car il est dépendant et ne peut s'assumer seul.

Betty joint l'auxiliaire de vie de son patient et lui demande ses disponibilités pour le lendemain. Tout est bon, elle pourra se libérer. Ça roule !

Sur ces entrefaites, le médecin entre dans la chambre. Claude et Betty demandent une sortie anticipée. Le médecin, compréhensif, donne un avis favorable et stipule qu'il donne seulement un avis mais qu'il ne détient pas les commandes administratives. Quand la sortie est prévue à telle date, il est très compliqué de l'anticiper.

Seul le cadre du service a un pouvoir décisionnel. Ce médecin complète en disant que la personne en question ne répond jamais positivement à ces exigences.

Betty est dans un élan sans borne et quelque chose en elle, sait que Claude sortira rapidement. Cela ne peut en être autrement. *Ce quelque chose ne relève pas d'une logique, d'une obligation, d'une réflexion.* ***C'est et c'est tout.*** *Il n'y a ni solution, ni problème.*

Elle se rend dans le bureau de ladite dame, absente pour le moment puis retourne auprès du médecin pour l'informer.
Celui-ci a soudain une idée de génie, appelle un autre cadre de service puisque l'administration veut passer par ce biais et lui demande de le rejoindre.

Betty sort du bureau du médecin qui souhaite parler seul au cadre de service. Les seuls mots échangés entre Betty et cette personne seront «Bonjour madame».
La cadre ***accepte une sortie anticipée.*** *Aucun besoin de discuter, aucune justification, aucun argument. Tout était juste.*
L'élan a suffit...

Tu vois lecteur, comment, quand on se laisse porter par l'élan, le champ de tous les possibles s'ouvre. Il n'est pas utile de discuter, de parlementer, de chercher à analyser, à comprendre ...

Ce que je ne t'ai pas dit, c'est que chaque matin, Betty médite et se connecte à sa guidance selon les enseignements du Pr Aziz. La guidance, c'est de l'information.

Si la Source est là, la plénitude est là, l'Etre est là.

De la dualité, à l'unicité

Ce chapitre est important car il donne sens à ce goût, à cet élan de transcender le fonctionnement des humains qui se "déchirent", se battent, se jalousent, s'agitent, se jugent... jusqu'à maintenant...

Ne cherche pas le mot, dualitude, dans le dictionnaire, il n'existe pas. Par contre tu peux trouver cette expression : la **non-dualité** qui est utilisée dans les textes sacrés issus de : l'Indouisme, du Soufisme, du Bouddhisme, du Shivaïsme et des enseignements du Christ. Elle signifie selon l'Advaïta en sanscrit :

Non deux ou Un, sans second

Les sages parlent de non – séparation, d'unité, de la disparition du moi au profit du Soi.

Dans leur âme et conscience certains hommes mobilisent des masses et œuvrent pour la cause de la paix. Pourtant leur esprit est vraiment dualiste : ils veulent la paix contre la guerre. En conséquence et indépendamment de leur volonté, ils risquent de provoquer la guerre en préconisant la paix. La paix provient simplement de l'intérieur de chacun.

Dans les arts martiaux tels que le budo et l'aïkido, l'adversaire n'entre pas dans une lutte, il entre dans la non-résistance. Il n'y a ni victoire, ni défaite.

Nous ne sommes pas ici pour ramener la lumière réelle dans la phylogenèse. Nous sommes là pour changer notre regard. La phylogenèse va être totalement canalisée, intégrée, alchimisée par la Source avec cet autre regard

qui se pose à partir du silence entre deux pensées. Les lois cosmiques du silence, nous mettent dans la dualitude.

Dans le silence, il n'y a plus de dualité, plus d'agitation de la pensée. L'approche matricielle appelle cela l'interface de l'unicité et la dualitude, c'est-à-dire les deux ensembles, la chose et sa négation.

Je pose mon regard, je ne choisis rien, j'envoie une intention, c'est-à-dire que je transcende la dualité à travers la dualitude par ce regard, par cette activité méditative qui prépare le champ à ce silence et par des intentions que je peux actualiser.
Les traditions disent que si je suis dans l'acceptabilité, (ce qui est différent de l'acceptation), **de ce qui est, à chaque instant ; il n'y a rien à changer.**

Lorsque la souffrance est présente, pose simplement ton regard.

Cette énergie de souffrance se transforme et devient une énergie d'intégration.

L'ennemi devient l'ami, par le fait de poser son regard.

Juste avant ce chapitre, je te parlais du champ de tous les possibles. A ton avis, «Pourquoi avons-nous tant besoin d'entrer dans le champ de tous les possibles ?». Nous vivons dans le monde phénoménal dans lequel la dualité est de rigueur. Notre rêve est de vivre la dualitude dans cet uni-vers. L'antonymie de la dualité est l'unité. Mais serait-elle, elle aussi duelle ? Si je dis unité, je pense de suite à son contraire : la dualité. Alors pour éviter cette pensée, Aziz a inventé un mot : **la dualitude.**

C'est le regard Un, la communion entre Dieu et les hommes, entre le non-manifesté et le manifesté. Elle ne s'oppose pas à la dualité, elle l'inclut. C'est la Conscience totale qui contient tous les niveaux de conscience. C'est l'illimité qui contient le limité, c'est l'Amour qui contient toutes les formes d'amour et de non-amour.

L'expérience phylogénétique, nous a enseigné la dualité :
Les notions de valeur :

- Séparation
- Opposés
- Mâle / femelle : l'un actif, l'autre passif
- Onde / corpuscule
- Jour / nuit
- Corps comme bipolarité active
- Energie positive et/ou négative

Dualitude et unicité

Dans la dualitude, je pose mon regard :

- Sans analyse
- Sans jugement
- Sans rejet
- Sans polarité

Tout ce qui est en résonance avec la dualitude n'est pas une fixité. C'est un état dynamique, un état d'interface pour intégrer l'unicité. Une Présence prépare à l'unicité. Voici la cause même de notre passage sur Terre.

**Le vrai travail consiste à être dans l'observateur,
dans la dualitude et à activer la transcendance de la dualité.**

Ici aucune séparabilité. Le soufi dit :

« T**ous les univers sont engloutis dans ta conscience** ».

Que dire de l'observateur ?

Il est dans la conscience spatialisée de l'infinitude et conscient de cette infinitude.

Le corps aussi est conscient de cette infinitude.

L'observateur se focalise dans une autre forme, en dehors du corps. L'expérience de l'observateur est une expérience extrêmement subtile. C'est la plus haute expérience que l'on puisse faire : simple mais pas facile.

Je me place en observateur et je m'observe

- C'est une forme mentalisée qui bifurque, qui va m'observer
- C'est tout un élan
- C'est toute une résonance réelle qui va se mettre en place dans tout l'espace

Je vois l'infinitude comme étant une résonance de mon être.

Exemple concret :

Quand je suis en colère, je pose mon regard et je dis « Oui, je me vois en colère, je prends conscience de ma colère, sans la juger, sans l'analyser». Cela, je suis cela dit la tradition, je ne rejette pas. A ce moment, **quelque chose de nouveau, naît.**
Comme tu aimes bien les histoires, je vais t'en conter une nouvelle.

Lors d'un stage sur l'approche matricielle à Imsouane, le Pr Aziz avait animé une pratique de Dhikr. Cette technique soufie permet aux participants de se mettre en connexion avec la lumière réelle. A la fin de cet exercice, il les invite à se reposer en s'allongeant sur le sol.

Ils étaient nombreux et la salle ne permettait pas à chacun d'avoir beaucoup d'espace. Il se trouve qu'Anne et Lise étaient très proches l'une de l'autre. Après un bref échange du regard, elles s'accordent le droit d'être en contact corporel, par le côté.

Après quelques minutes dans cette position, Lise ne ressent plus la présence d'Anne et pense qu'elle est partie. Elle remue alors son bras. Qu'elle n'est pas sa surprise quand elle découvre qu'Anne n'a pas bougé.

Lise vient de ressentir dans son corps l'unicité.

Plus de séparation,
mais bien une individualisation dans la reliance.

Ce constat est révolutionnaire pour Lise qui découvre la non-séparation avec le Tout, le Vivant sur terre.

Elle fait UN avec le grand Tout.
« L'autre, c'est toi-même habillé d'une autre façon »
Nous sommes l'un et l'autre

Cette expression prend alors tout son sens.
Elle comprend alors la signification de ce magnifique mot : ***l'unicité***

Qui sont ces formes implicites ?

Je suis parfaite et pourtant, je cherche à le devenir. Où se situe le dysfonctionnement ?
Quelque chose en moi, provoquerait-il des perturbations ?
Une petite voix me répond "oui, tant que tu ne comprendras pas comment converser avec tes formes implicites".

J'ai un peu peur. Viendrais-tu avec moi les visiter ?

Implicite, explicite que signifient ces mots ?

Je comprends bien ce mot explicite. Les choses sont claires, précises, nettes, palpables.
Quant au mot implicite, les choses sont convenues, décidées, c'est quelque chose d'entendu mais qui ne se voit pas. Beaucoup plus difficile à déceler.

Exemple :

Si tu as une application dans ton ordinateur que tu ne souhaites pas voir fonctionner, tu coches la case et désactives son action possible, n'est-ce pas ?
Cette forme sera toujours présente à 100% dans ton ordinateur cependant elle aura perdu son potentiel car elle sera désactivée autrement dit elle sera devenue implicite et inerte.

Ecoute, ami, la petite voix me parle encore :

"Nous nous activons et rentrons dans ta forme explicite car :

- Tu nous a invitées
- Tu nous as ouvert la porte

- Nous restons ici car nous aimons ta résonance explicite"

Dans ma conscience se trouvent les démons, les entités, les bactéries, les anges, les EN-JE, les êtres de lumière… encore appelés : formes implicites.

Je suis dans une forme explicitée, je peux me regarder dans une glace et je me vois. Ce que je ne vois pas, c'est que :

En moi, vivent des formes implicites
qui émanent de l'activité de ma conscience

En fait, je pourrais dire que ces formes implicites sont une partie de moi, un autre moi-même, habillé d'une autre façon.

Dans le langage matriciel, nous parlons d'hologramme. Voici une nouvelle façon de parler des formes implicites.

Dans la chute cosmique, "AL" s'est transformé de la non-forme à la forme dans "MIM". Nous pourrions dire aussi que notre double de lumière a projeté une image hologrammique.

Qu'est-ce qu'une image hologrammique ?

C'est une forme dans le manifesté, accompagnée de formes implicites. Le double de lumière peut envoyer plusieurs hologrammes qui vont habiter des univers différents.

Dans une vision globale, à ce niveau, l'Être, la Source, "AL" a envoyé un hologramme : mon corps. Pour qu'il y ait encore plus de joie et d'expériences dans ce monde duel, Il a missionné d'autres formes, dans des univers différents. Par conséquent, des formes implicites ont suivi ma projection hologrammique.

Qui suis-je par rapport à ces autres formes ?

Cela signifie que je suis :

- Reliée au-delà de mes perceptions neurosensorielles

- Parfaitement intriquée telles des particules. Si l'une bouge, l'autre reçoit l'information

Je suis leur forme implicite

La tradition dit :

« **Si tu fais du mal à l'autre,**
c'est comme si tu le faisais à toi-même,
ne fais pas ce que tu ne veux pas que l'on te fasse ! »

Qui est l'autre ?

C'est ma forme implicite, un autre moi-même habillé dans l'implicite.

L'autre, c'est moi-même habillé d'une autre façon

Oh ! forme implicite, «Je suis dans une forme explicitée, mais toi, tu es ma forme implicite».

Je te sens inquiet, ami lecteur. La peur relève du voile aussi tu peux te brancher sur la lumière réelle. Tu sais les 99%.

Alors, si cette forme te fait peur :

- Médite
- Fais ta rotation car tu vois dans la phase descendante, une résonance de la rotation, avec une imprégnation de l'Êtreté dans la démarche de la condensation
- Émets une intention : **transcendance et potentialisation des formes implicites dans leurs formes implicites**. Elles ont le droit de vivre leur expérience dans leur univers, sans perturber ce que toi, tu vis, dans ton uni-vers.

Exemple

Il était un fois, une femme qui travaillait dans un théâtre. Elle aimait ce lieu dans lequel, elle se retrouvait seule, chaque matin.

Un jour, comme tant d'autres, elle pénètre dans la grande salle de spectacle et voit sur la scène "des diables". Oui tu m'as bien entendu, des diables, tous habillés de noir, avec une capuche. Elle voyait d'eux, surtout leurs yeux pétillants.

Tu imagines facilement la peur bleue qu'elle a eu. Aussitôt, elle a quitté la salle et s'est réfugiée dans le hall.

Je crois que c'est cela les formes implicites. Objectivement, il n'y avait personne sur la scène. Seulement des projections de sa conscience, une émanation de sa conscience !

Au théâtre, des milliers de personnages sont incarnés et leur mémoire reste gravée dans le lieu. C'est comme s'il y avait des informations qui se sont :

- Structurées dans l'espace
- Actualisées au sein de ses résonances implicites et ont réveillé une forme implicite

Ces formes implicites se sont senties en résonance avec la conscience de cette femme qui les a perçues et en a eu très peur. Une forme implicite peut me révéler quelque chose, et je peux inconsciemment lui faire appel afin qu'elle me donne des informations. **Je dois apprendre à ne pas rejeter mes formes implicites.**

Je me sens rassurée et je te parlerai tout à l'heure du silence. Ces formes implicites, pour en faire mes amies et ne pas les rejeter, je dois me mettre dans un silence et une petite résonance pour les apprivoiser. Elles descendent du vibrationnel, dans ma conscience, dans la condensation des formes, (le MIM). Il n'y a pas de séparation. Toutes les formes existent, y compris celles qui ne se voient pas.

Vu sous un autre angle

Mon double de lumière a projeté une image hologrammique, une partie de qui Je Suis, manifestée par mon corps, par une masse, dans le manifesté, dans le pondéral. En même temps, il a envoyé les formes implicites qui me suivent.

Il peut envoyer plusieurs hologrammes qui vont habiter des univers différents. Ces autres formes sont devant moi, et moi **je suis leur forme implicite**. Je suis reliée corps et âme, à ces formes.

Nous sommes reliées d'une façon parfaite, comme deux particules intriquées. Si l'une bouge, l'autre bouge.

Ce langage est la dialectique de l'amour. Rappelles-toi la chute cosmique, la rotation. Tu vois dans l'autre une résonance de la rotation, avec une imprégnation de l'Êtreté, dans la démarche de la condensation, dans la phase descendante : "AL - HOW - MIM" puis la phase ascendante "MIM - RA - RITAM - AL HAQ - AL"

Il y en a donc deux :

- La phase descendante qui est condensationnelle
- La phase ascendante qui est alchimisante et qui perméabilise ce qui a été condensé.

Si la lumière réelle alchimise le voile et que notre chère Terre Mère devient perméable à la lumière réelle, que se passe-t-il pour nous, les humains, qui sommes indissociables de la terre ?

Au centre de notre galaxie, se trouve un laboratoire cosmique géant de transmutation, d'alchimisation de la masse en lumière, ce qui explique que :

- L'univers évolue vers la lumière
- La masse est en train de se transformer en lumière
- La Terre est bombardée depuis 1999 par un élan important, une effervescence de lumière réelle

- Il y a tellement de lumière que nous ne devrions pas être là

Pour toi, une petite histoire, si tu veux bien, à laquelle je crois en tous points : *"Les Mayas avaient prévu que la lumière réelle serait tellement forte que les humains ne la supporterait pas.*

Seulement, la Mère divine est allée vers le Père et lui a dit :

« Doucement, Habibi, ne frappe pas très fort,
ils ne sont pas encore prêts ! »

La Mère divine crée des effets tampons cosmiques à travers sa lumière agitée, elle se sacrifie pour ses enfants, mais elle nous dit :

« Maintenant les enfants, réveillez-vous quand même ! »

Il est temps de s'activer, de canaliser cette lumière et de ne pas lui résister. Lorsque tu résistes, tu ne la laisses pas passer et à un certain moment, tu vas éclater. Toute l'évolution, c'est de la perméabilité, «Sois tranquille, et reconnais que Je Suis Dieu, dit la Tradition, apaise-toi ».

Nous vivons actuellement une phase extrêmement importante.

La terre reçoit cette effervescence de lumière et :

- Vibre encore plus
- Son potentiel vibratoire augmente
- Son potentiel électromagnétique, son champ magnétique, le voile diminuent encore

Comment alchimiser des situations ?

La masse, le corps, c'est bien beau mais **j'ai envie dans ce monde phénoménal de manifester constamment ma divinité**. Pour cela, j'ai l'impression que si j'alchimisais des situations compliquées, je serai encore plus libre. Je vivrais la dualitude, l'unicité, la joie ...

Je me reconnais comme une voyageuse d'éternité qui mûrit au soleil de l'être, tel un fruit de l'univers.

Je ne peux offrir au monde qu'une seule chose :
ma propre transformation

Pour cela, je dois être vigilante et me polariser sur le référentiel lumière réelle plutôt que sur celui de la lumière agitée qui représente le monde phénoménal, la masse, la lourdeur...

La vigilance est de rigueur car les champs morphiques m'entrainent dans des situations qui ont besoin d'être alchimisées pour vivre plus de connexion avec la Source et avec qui Je Suis, dans mon intégralité.

Reprenons l'expérience de la maladie dont la source résulte d'un conflit.

Exemple de l'œdème :
C'est de l'eau qui symbolise la matrice utérine aquatique. Chaque conflit correspond à un état de stress qui conduit à une régression. L'eau s'emmagasine à un endroit impromptu et ramène de l'information.

Pour sortir de cet état, je pars à la recherche d'une solution. Mon cerveau limbique me conduit directement dans la phylogénèse. Cette régression me ramène une information pathogène, difficile à gérer, car l'élément fondamental de la phylogenèse : c'est la mutation cellulaire**. Cette mutation n'est plus adaptée à ce que je suis maintenant.**

La rétention d'eau comme les insuffisances cardiaques et la cellulite relèvent d'une régression, d'une vieille mémoire informationnelle. Il faut alchimiser tout cela.

Comment ?

- En posant ton regard sur la nouvelle matrice car tu n'as plus besoin de l'ancienne

En utilisant le vortex et les matrices de guidance qui t'emmènent dans un processus permettant de :

- Quitter le référentiel aquatique. Tout à l'heure, je te parlerai de vortex. Patiente un peu, s'il te plait cher lecteur.
- Alchimiser cette situation
- Emettre des intentions

Que signifie au juste ce mot : alchimiser ?

C'est transformer :

- La masse, la matière en lumière
- La masse pondérale en lumière informationnelle
- La résistance structurée dans le poids, dans la lourdeur, vers la légèreté, l'antigravitation, l'élévation, le saut quantique
- Prendre une matrice et changer son programme informationnel

Je pourrais dire purifier dans le sens de sublimer, contraire au sens de rejeter. Il ne s'agit pas d'entrer dans le domaine de la dualité. Il s'agit d'aller au-delà des contraires. Remarque la subtilité. C'est connecter la densité, mettre la forme en résonance avec la vibration. Je me souviens que poser mon regard et me mettre à l'écoute de ma guidance vibrationnelle est une réalité quantique de chaque instant.

Heureusement que **ce potentiel se met en place chaque nuit pendant le rêve. Je peux aussi l'activer dans la journée.** Alors au boulot !!!

Et si je posais des intentions comment cela fonctionnerait-il ?

Chez Access Consciousness, les créateurs enseignent une méthode qui consiste à poser des questions ouvertes que nous pourrions presque comparer à une ouverture sur le champ de tous les possibles.

La consigne consiste à ne pas répondre aux questions et à laisser l'univers envoyer ses propres suggestions.

Exemple :

Si j'alchimisais les situations délicates de ma vie, que m'arriverait-il ? Comment cela fonctionnerait, si ma conscience mésodermogène était toujours connectée et jouait son rôle constamment ? Et si je posais des intentions, que se passerait-il ? Quoi d'autre est possible? Je t'invite à essayer, cher ami lecteur.

Et dans l'approche matricielle qu'est ce qu'une intention ?

Travailler dans le silence après une méditation.

Au commencement était le verbe. Aujourd'hui l'épigénétique montre comment l'environnement joue un rôle important dans nos vies. Le choix du mot verbalisé a une influence. Il est important d'utiliser des **mots actualisés**.

Si j'utilise un vocabulaire porteur de lourdeur, l'intention sera agitée. Dans ce cas, elle est pleine d'attente.

Il y a trois formes d'intention :

- Une intention ectodermogène qui est superficielle et vectorisée par une énergie électromagnétique.
- Une intention endodermogène qui est activée par une énergie gravitationnelle.
- Une intention mésodermogène qui n'a pas besoin d'énergie. Je te rappelle que les astrocytes sont insensibles au champ électromagnétique.

Partir du silence te met dans les conditions idéales.

Si l'intention s'exprime à partir d'une agitation,
ce sera une pensée et la pensée est bipolaire.
Elle renferme sa négation.
Le risque est de récolter l'inverse.

Elle ne doit comporter aucun verbe.

Si par exemple, je veux la guérison, je dis «**transcendance et processus de guérison**». Parler de processus de guérison car la guérison n'est pas un phénomène statique.

Si je dis «transcendance et guérison», je suis dans l'interface maladie- guérison ce qui engendre la bipolarité. Alors que dans un processus d'harmonisation physiologique, je suis dans une dynamique.

L'intention doit partir du silence
dans l'interface entre deux pensées

De cet espace, je transcende la dualité à travers la dualitude par :

- Le regard
- L'activité méditative qui prépare le champ à ce silence
- Des intentions que je peux actualiser

Notre réalité nous place dans notre petitesse.

Il est possible d'apprendre à transcender les dogmes, à aller vers le champ de tous les possibles, à transcender ce qui est illusoire… Nous pouvons sortir de la conscience collective, si nous ne lui donnons pas forme. Merci Merci Merci aux intentions formulées en bonne et due forme.

En veux-tu ? En voilà ! Cadeau pour toi, d'une liste d'intentions pour t'inspirer, laisse-toi guider :

- Transcendance et intégration de la lumière réelle
- Transcendance et ouvertures évolutives
- Transcendance et ouverture des vortex vers la lumière réelle
- Transcendance et actualisation d'une variable compatible avec la nature de l'expérience dans cette incarnation
- Transcendance et alignement de chaque particule, de chaque conscience de ce corps sur l'axe spatio-temporel
- Transcendance et alignement de l'espace spatiotemporel
- Transcendance et activation de la variable la plus compatible avec ma nature
- Transcendance et activation de la variable la plus compatible avec cet événement
- Transcendance et activation des éléments de ma nature
- Transcendance et actualisation de la dualitude (de la conscience de l'observateur)
- Transcendance et activation de la cohérence quantique globale
- Transcendance et éveil intérieur
- Transcendance et intégration de mon corps dans sa globalité
- Transcendance et processus de guérison, expansion douce du cœur

- Transcendance et activation des Etres de lumière par rapport à x résistance (problématique)
- Transcendance et harmonisation globale
- Transcendance et goût le plus subtil
- Transcendance et ouïe la plus subtile
- Transcendance et vision la plus subtile
- Transcendance et toucher le plus subtil
- Transcendance et odorat le plus subtil
- Transcendance et harmonisation physiologique
- Transcendance et activation de la gestion des déséquilibres
- Transcendance et activation de l'onde qui correspond à l'organe résistant
- Transcendance et alchimisation des mémoires de condensation
- Transcendance et alchimisation des mémoires lourdes
- Transcendance et libération des mémoires ancestrales limitantes
- Transcendance et alchimisation des événements lourds
- Transcendance et alchimisation d'une mémoire x
- Transcendance et alchimisation des mémoires phylogénétiques
- Transcendance et alchimisation des énergies régressives
- Transcendance et alchimisation des matrices perverses
- Transcendance et potentialisation des formes implicites dans leur forme implicite
- Transcendance et respect des formes implicites et modulation des formes implicites
- Transcendance et apaisement des formes implicites et ordre le plus subtil dans toutes les formes

- Transcendance et harmonisation des membranes du corps
- Transcendance et intégration de la lumière dans un organe
- Transcendance et alchimisation des matrices de "telle" région du corps
- Transcendance et harmonisation de l'ADN
- Transcendance et cohérence quantique de l'ADN
- Transcendance et activation physiologique de l'ADN
- Transcendance et harmonisation du corps ADN
- Transcendance et activation de la cohérence quantique ADN ou transcendance et activation physiologique :
  - De l'ADN hépatique
  - De l'ADN organe cœur
  - De l'ADN organe foie
  - De l'ADN organe cerveau
  - De l'ADN globale
- Transcendance et activation globale de l'ADN du corps
- Transcendance et activation physiologique de l'ADN
- Transcendance et activation globale de l'ADN physiologique
- Transcendance et processus d'activation métabolique hépatique
- Transcendance et harmonisation de la structure neuronale
- Transcendance et activation des enzymes

La maladie, c'est :

- **L'exagération de l'antagonisme qui crée la résistance qui bloque le passage de la lumière réelle**

Raccourci karmique

Je ne cherche pas la solution, je cherche l'ouverture évolutive. Comment cela pourrait-il être encore mieux ?

La mort

La vie dans ce corps n'est pas éternelle.

Nous avons fait un beau voyage tous les deux. Nous sommes partis de La Source que Je Suis, dans mon entièreté et de mon aventure dans le monde de la dualité, en tant que densité temporelle.

Maintenant que cette expérience touche à sa fin que vais-je devenir ? Que devient Pauline ?

Dans ma conscience, plusieurs éléments.

Mon corps physique en est un, qui va se retirer et expirer. Cette parcelle epsilon disparait dans le feu du crématorium. Il ne reste d'ailleurs que quelques cendres. Les atomes vont se redistribuer dans l'atmosphère tout simplement.

Dans la conscience globale, je vais vivre les histoires que j'ai mises en place, engrammées comme par exemple :

- La dualité
- L'enfer
- Le paradis
- Tout le contenu de ce que j'ai engrammé

La mort est un autre rêve, comparable au rêve de la nuit.

Quelle histoire !

Et ensuite alors ?

Deux possibilités s'offrent à moi après la mort :

- Si je n'ai pas activé la délivrance, ma mort sera un autre rêve, si je suis captée par l'astral, ce sera un rêve difficile à gérer comme dans un cauchemar.

- Et si je suis libérée de l'astral, je serai consciente de tout ce mécanisme et je serai identifiée à la conscience du rêveur. C'est la délivrance. Je vais sortir de ces mondes virtuels, intégrer mon
- double qui m'attend dans l'interface.

Concrètement que devient ce corps ?

Physiologiquement, quand une personne commence à quitter son corps, elle perd de l'eau. Le corps se condense, sa matière se condense.

C'est un trou noir, il est déjà un trou noir
il le manifeste réellement

Il vit les critères de l'évolution d'un trou noir, ainsi le champ lumière réelle devient énorme. Tu veux voir le divin, approche un malade dans le silence.

Quand on s'agite, l'âme s'agite et cherche à rester.
Quand l'âme est paisible,
elle devient heureuse dans la plénitude
et le divin l'intègre

Que cherchons-nous ?

A apaiser notre âme qui est la deuxième couche qui s'agite. La condition essentielle, c'est la paix de l'âme.

« **Ô âme apaisée, rentre dans les sphères divines** »

Quand notre âme est agitée, elle sort, elle s'agite et cherche à revenir.
Quand l'âme est paisible, deux choses vont s'activer :

- Elle devient heureuse, dans la plénitude
- Le divin l'accepte, l'intègre

Ce monde n'est pas une illusion. C'est notre réalité, mais c'est une réalité epsilon : une réalité engendrée et cela depuis l'ontogénèse, depuis l'embryogénèse.

Je ne peux générer une réalité active que par rapport à ce que j'ai engrammé comme phénomène réel.

La vérité et la réalité ne sont pas de ce monde,
dans ce monde, uniquement des conventions

La médecine a établi une convention et beaucoup de statistiques. Elle contacte les lobbies pharmaceutiques : convention qui marche parce que le champ collectif est énorme. Tout le monde y croit, c'est ce qui donne de la force. Mais si tu fais venir un Être évolué, il va dire :

« **Qu'ont-ils fait ? Ils ont donné forme à une illusion**
qui est devenue leur réalité
puisque leur conscience est créatrice.
Ils sont fous ces humains ».

Une petite histoire racontée par Hubert Reeves.
«Tu as mauvaise mine. Que se passe-t-il ?»
«Je ne me sens pas très bien, répond la planète blanche. J'ai attrapé
une maladie : l'humanité»
«l'humanité ? Oh, ne t'inquiète pas. Je l'ai déjà eue, ça part tout seul.

Il raconte aussi cette histoire, moins pour faire sourire que pour nous inciter à réfléchir sur les conséquences de nos actes. L'astrophysicien franco-canadien prévient : «Si nous ne faisons rien, notre espèce est menacée de disparition». L'Homme sera peut-être la victime de la sixième extinction.

Tu vois, je termine ce chapitre sur la note de faire quelque chose. Il serait plus juste de dire comment vais-je poser mon regard ?

Il est temps maintenant de voir quels sont les outils proposés par le Professeur Aziz El Amrani Joutey, si tu choisis la deuxième hypothèse.

On y va ?

TROISIÈME PARTIE

Les outils

Je t'ai partagé, ami lecteur, le corps de l'homme sous toutes ses formes : physique, psychologique, mentale et spirituelle.

Tu peux te demander quels sont les outils facilitant ta perméabilité à la lumière réelle. Alors les voici. J'attire particulièrement ton attention sur le fait que pour transcender et alchimiser des situations, la loi du non-effort est essentielle bien qu'assimilée à une pratique quotidienne car :

Pas de connaissance sans pratique

Les outils sont à adapter à chaque instant, selon ton ressenti, ton écoute dans la fluidité, la mouvance et l'écoute.

Si l'attitude de l'observateur et l'écoutant ne sont pas observés, tu ne peux entrer dans l'essence de ces outils. C'est un cercle vertueux. Quand tu intègres ces outils, tu actives l'observateur. Quand l'observateur se réveille, la valeur de ces outils se réveille.

L'Approche matricielle propose des procédés issus d'une vision informationnelle qui est ni médicale, ni sectaire, sans gourou, ni maître.

Si un maître dit connaître, il n'est plus dans l'écoute. Il fixe quelque chose du passé, est imprégné par un savoir passé qui est déjà mort.

La connaissance est un état de vacuité et de silence qui s'actualise à chaque instant et qui s'ouvre sur l'actualisation de ce qui se passe

Il n'y a pas une mémoire par rapport à la connaissance. La mémoire s'active par rapport au savoir et la mémoire, c'est du passé qui est déjà mort.

Voici plusieurs pratiques :

- La pratique de la **méditation** provient des traditions védiques. L'approche matricielle, a "adopté" le travail de **Maharishi**, maître spirituel, indien, fondateur du mouvement de méditation transcendantale.
- Quant à la répétition limbique encore appelée **Dhikr,** elle est issue de la tradition soufie.

J'ai eu la chance de rencontrer une personne assidue aux enseignements du Pr El Amrani Joutey qui disait : «Je suis surprise de constater comment ces agissements, ces exercices, cette observance, ces procédés sont devenus pour moi une habitude et une seconde nature».

Chaque matin, après avoir médité et fait une rotation, je commence ma journée centrée et connectée à cet autre moi-même que j'aime et que je ne découvre qu'après 56 ans de vie terrestre. Mon cerveau limbique dans la journée se met en mode "OFF", pour me souffler quelques matrices agissantes ou vortex selon les situations vécues.

Je me sens, très fréquemment, reliée aux personnes qui ont suivi la formation des Êtres de guidance. Auparavant, je me sentais plutôt seule et coupée de ceux que j'aimais, s'ils n'étaient pas, soit au téléphone, soit en ma compagnie.

Je cherchais sans cesse à comprendre, à analyser, à décortiquer des situations pour trouver une solution. En fait, j'alimentais ma colère et ne blessais que moi. J'ai constaté que :

- *Si je pense très fort au passé, je pleure*
- *Si je pense beaucoup au futur, j'ai peur*

- *Tandis que si je vis pleinement le moment présent, je suis plutôt gaie*

Beaucoup de choses ont évolué depuis, sur plusieurs plans :

- *La conscience dans ma relation aux autres se fait de mieux en mieux, dans la non-séparabilité*
- *Je vis avec plus de facilités la réalité que je m'imagine du présent et ressens la joie sans attente*
- *Je fais moins de comparaison et m'estime de plus en plus*
- *J'actualise les situations beaucoup plus facilement*

Je suis sur une voie évolutive et, tout étant discontinue, j'évolue à chaque instant. Bien entendu, j'ai encore beaucoup à découvrir et je remercie ce nouvel élan dans mon quotidien, cette nouvelle façon de regarder la VIE, de poser mon regard avec plus de compassion et d'amour.

Cela te tente, n'est-ce pas ?

Alors nous allons évoquer ensemble les différents programmes possibles pour emprunter cette voie évolutive. Nous verrons dans les pages qui suivent :

- Les codes sumériens
- Les sons primordiaux, les vortex
- Les matrices
- Les mantras
- Les mantras-résonateurs
- La méditation
- Le dhikr

Les codes sumériens

Entre le point générateur T0 et le champ de tous les possibles se trouve la connaissance absolue, l'infinitude et la variable la plus compatible pour moi.

Le passage du non-manifesté au manifesté relève du conflit primordial. Pour apaiser ma nature agitée, je dois :

- Harmoniser les cinq éléments en moi afin de bien vivre le passage
- Réveiller dans mon champ de conscience les éléments archétypaux de façon harmonieuse
- Activer des codes, d'origine sumérienne, égyptienne et/ou syrienne, pour harmoniser le passage du non-manifesté au manifesté, ce passage étant un conflit énorme. Ils représentent : 5 éléments fondamentaux, 5 codes cosmiques archétypaux et /ou 6 codes cosmiques dans l'interface auxquels s'ajoute l'identité intrinsèque de chaque élément..

AL : symbolise la Présence du champ de tous les possibles

YA : est un processus quantique qui représente l'identité intrinsèque de chaque élément, de chaque archétype.

Si un des archétypes en moi est en déséquilibre, je peux le corriger.

AL	**YA**	**WÂW**	**Ether**
AL	**YA**	**HOW**	**Air**
AL	**YA**	**RA**	**Feu**
AL	**YA**	**MIM**	**Eau**
AL	**YA**	**TIT**	**Terre**

La vigilance est de mise car si j'utilise "AL YA WÂW", qui représente l'identité archétypale spatialisée de l'éther, identifiée et connectée à la Source, je peux devenir très spatiale.

"AL YA WÂW HOW RA MIM TIT" met en incarnation.

Ces codes s'utilisent par trilogie pour harmoniser l'un ou l'autre élément. Ether, Air, feu, eau, terre, associés à l'identité intrinsèque "YA" de chaque élément.
Si je considère que j'ai trop de feu, j'utilise "AL YA RA" pour équilibrer cet élément en moi. Ils s'utilisent soit par trilogie, soit tous les cinq en même temps et dans l'ordre qui nous parle.

Ami lecteur, je vois que tu as besoin d'explications plus rationnelles, alors voici un exemple concret :

Je me suis connecte à une variable toxique qui me fait souffrir. La rotation me permet de remonter à la Source pour trouver dans le champ de tous les possibles, dans la connaissance absolue, une variable compatible avec ce que je vis. Je cherche l'harmonisation des variables.

Cependant avec ma nature condensée, je ne peux choisir que des variables toxiques car la condensation appelle la condensation. Le semblable appelle le semblable. Le condensé appelle le condensé.

Alors, pour harmoniser toute la sphère de la manifestation, pour apporter un regard adapté à ce passage, je réveille en moi les cinq éléments associés à leur identité archétypale afin de passer de l'interface du non-manifesté au manifesté.

Les sons primordiaux - Les vortex

Je t'ai parlé au tout début de ce livre de la phylogénèse et du programme minéral (support de la résistance primordiale) qui a créé une résistance autour de lui pour ne pas être perméable à la lumière réelle. Il est le témoin silencieux de cette résistance primordiale archétypale qui souhaitait garder sa liberté. Mon corps, entouré d'une magnifique lumière, est aussi une résistance.

Lorsqu'un organe crée une résistance, le corps est dans un dysfonctionnement physiologique. On pourrait aussi appeler cela une condensation, quelque chose qui se condense, qui résiste.

La maladie est une résistance au sein de la résistance parce que le corps lui-même est une résistance.

Comment fluidifier cette situation ?

Un son primordial est une vibration quantique qui réveille un potentiel réel, une vibration réelle, une résonance de fluidité et de connexion avec le double de lumière.

Le double, c'est comme le placenta, un autre soi-même dans l'univers réel, qui m'envoie de l'information pour que je puisse vivre dans l'école cosmique de la dualité.

Le lien avec le double s'établit à travers le vortex des sons primordiaux.

Le vortex a une structure à 3 niveaux :

- Une structure condensationnelle

- Une structure qui se canalise
- Une structure qui va s'amplifier, "s'expanser"

Les sons primordiaux : "SAD - QAF et NOUN"

Le son primordial épouse le vibrationnel.
Pour entrer en résonance avec l'Être de lumière, je prononce des sons "SAD - QAF - NOUN" auxquels j'ajoute "KOUN" pour l'actualisation. Ainsi, le vortex énergétique circule mieux dans le corps.

Allons dans ce mouvement fabuleux avec **le vortex : "SAD QAF NOUN".**

"KOUN SAD" → condensation
"KOUN QAF" → canalisation
"KOUN NOUN" → expansion

"KOUN NOUN" → expansion
"KOUN QAF" → canalisation
"KOUN SAD" → condensation

"SAD"

"SAD" est une résonance de condensation. Il est dans le vibrationnel et symbolise tout ce qui est condensé. Rappelles-toi la chute cosmique et l'obligation du fragment de la Source de "s'homéopathiser" pour alchimiser sa position d'Être, dans la non-forme pour passer dans la forme.

Nous sommes dans une phase d'involution. Nous constatons que pour vivre dans la matière, nous avons besoin d'informations.

Pour ramener l'information vers ce corps symbolisé par "SAD" la condensation, il faut sortir du "SAD".

"QAF"

"QAF" est le canal permettant de pénétrer dans le passage qui ramène à la Source, dans la voie où se trouve l'information. Avec "QAF" je me canalise sur ce chemin d'évolution pour me positionner comme récepteur, réceptrice de l'information.

"NOUN"

"NOUN" est structuré pour recevoir l'information de Celui qui Est, dans l'univers réel et qui symbolise l'expansion.
J'ai retrouvé la non-forme, l'information dont j'ai besoin pour vivre dans le monde phénoménal. J'ai le goût de revenir vers le corps.

"NOUN – QAF - SAD"

Pour déposer cette information dans le corps, dans le "SAD", je passe à nouveau par la canalisation du "QAF" qui apporte l'information à "SAD".

Quel voyage !

C'est un vortex qui tourne. Tu sais que le regard est capital dans la dynamique matricielle aussi regarde comment tu peux poser ton regard dans ce vortex.

Tu as remarqué que j'ai écrit KOUN avant chaque son. Eh bien KOUN amplifie, me met dans l'action et me dit : «Sois SAD, Sois QAF, Sois NOUN».

Plus loin, je te proposerai une autre façon de travailler avec ce vortex. Fais tes expériences, ressens et vois ce qui te parle le plus en fonction de qui tu es dans l'instant. Toutes les invitations de pratique sont à actualiser alors, ressens…

Exemple :

Annie ne connait pas la dynamique matricielle et peut-être, te reconnaîtras-tu dans son mode de fonctionnement.

Annie se réveille en présence d'un évènement lourd qui tourne en boucle dans sa tête et qu'elle doit gérer. Elle se souvient d'une trahison vécue, il y a quelques semaines.

Que se passe-t-il ?

Elle entre en résonance avec l'évènement, l'analyse et en cherche la cause, fait appel à sa mémoire ainsi qu'à ses champs mémoriels.
Son cerveau limbique se met en service de suite. Dommage, il ne trouve pas de solution. S'il avait trouvé une issue, il aurait permis à Annie de reproduire le connu, avec un raisonnement connu.

Alors, inconsciemment Annie fait appel à son cerveau reptilien qui, lui, la conduit vers la fuite. Elle se noie dans la phylogénèse et fait une régression phylogénétique.

En fait, la solution trouvée est plus problématique que le problème.

Le décodage n'est pas une ouverture évolutive.
C'est une réaction neuronale néocorticale,
une phase régressive

Que propose l'approche matricielle ?

Ecoute bien, cher ami, la clé de l'ouverture évolutive.

Dans ton fonctionnement neuronal, tu te retrouves dans la phylogénèse, dans un milieu aquatique. Le Pr Aziz El Amrani Joutey propose d'actualiser ce fonctionnement ancestral en passant de la mouvance dans l'eau, au langage du corps.
La pensée est un vortex. Condensation – canalisation – expansion. Plutôt qu'utiliser l'analyse, l'approche matricielle

donne des sons primordiaux pour nous connecter au champ de tous les possibles, via les astrocytes.

- Regarde la trahison que tu as vécue, ne la juge pas, regarde la, observe-la. C'est ça, poser son regard.
- Tu vois la nature corpusculaire de cet évènement. Tu es dans un **"SAD"**
- Quand tu te mets dans le **"QAF",** tu te mets dans un état de dualitude
- En arrivant dans le **"NOUN",** tu vois l'évènement de façon ondulatoire. L'évènement est **transcendé**

Tu peux réciter ce vortex, en laissant ton corps se laisser porter par de petits mouvements spontanés, jusqu'à ce que tu te sentes bien et que tu sois dans l'élan du nouveau, de la vie en ouverture évolutive et non en fermeture rétrograde, régressive telle que proposée par les cerveaux limbique et reptilien.

En résumé :

- Tu as des attracteurs qui mènent vers l'analyse
- Ne te juges pas, prends simplement conscience que tu es en train d'analyser
- Poses son regard et actives la rotation
    - "SAD - QAF"
    - "QAF - NOUN"
    - "NOUN - QAF"
    - "QAF - SAD" ......
- Entre deux sons, dans chaque espace, tu conscientises le silence, tu peux aussi y mettre une intention.

Ici, je te présente seulement un vortex avec trois sons primordiaux. Tu en découvriras, si le cœur t'en dit, avec le

Professeur Aziz lors des formations qu'il donne au Maroc. Tu as présentement une base de travail exceptionnelle.

Facile non ?

Pour en connaître l'efficacité, seule ta pratique te donnera confiance avec les résultats obtenus. Je t'assure cela vaut le coup d'essayer.

Les matrices

99 matrices de guidance sont prêtes à intervenir sur simple appel de ta part.

Une matrice est une portion d'espace dans laquelle se trouve une énergie, une information.

C'est un espace délimité par une membrane. Chaque matrice possède un double regard.

Je t'assure ami lecteur que si tu fais le Dhikr avec les matrices, le champ de tous les possibles se révèle. Une bonne nouvelle, la pratique du Dhikr, t'est offerte dans un autre chapitre de ce livre.

A l'intérieur de cette matrice, une énergie composée de 4 formes :

- Electromagnétique
- Nucléaire forte
- Nucléaire faible
- Gravitationnelle

} Forme électrofaible

En fait, nous pouvons parler de trois formes parce que la force nucléaire faible et la force électromagnétique sont unifiées dans une seule forme appelée : électrofaible.

Dans chaque matrice, des programmes vont l'orienter, la structurer, la guider. Ces 6 programmes sont en résonance avec : le monde minéral, le monde végétal, le monde animal, le ciel, la terre et la conscience transmutationnelle, un programme spécifique à l'homme qui a une conscience qui transmute.

Retournons dans le vaste pour essayer de comprendre ce que sont l'expansion de l'univers et les matrices.

Dans le modèle matriciel, l'expansion de l'uni-vers est structurée comme un langage. C'est le verbe de la tradition : au commencement était le "Verbe", c'est donc un langage et la tradition soufie dit qu'il y a 99 matrices dans ce langage. C'est aussi un rappel du mur de Planck avec $T0^{-99\ cm3}$. Etonnant le rappel de ce nombre 99.

L'univers se parle à lui-même, à travers un langage radian qui éclate dans tous les sens. Tout ce qui est autour reçoit le message. C'est tout le contraire de notre langage qui lui est linéaire. Nous n'avons pas encore découvert ce langage radian, mais l'uni-vers le révèle depuis des milliers d'années.

Cette expansion de l'univers se fait selon 99 matrices
La tradition parle de 99 noms divins. Nous sommes toujours dans la vision masculine, un nom de Dieu au masculin.

La notion de matrice est perdue, alors que la matrice qui génère est de genre féminin

Pourquoi utiliser ce mot matrice plutôt que nom divin ?

Chaque matrice de l'univers est un concept qui est analogique au processus que nous avons eu dans la gestation, ce n'est donc pas à regarder comme nom divin.

Si j'utilise les noms divins qui datent de plus de 3000 ans, je me repose sur le passé, sur la phylogénèse. Ces noms divins sont chargés d'histoire, d'agitation, du pouvoir détourné des hommes. Ils ont mis la tradition dans une saturation que j'appelle religiosité. Je ne juge pas, je prends simplement conscience que je dois actualiser un potentiel qui est saturé pour respecter la tradition.

L'Approche matricielle se réfère à la matrice utérine. Chaque développement biologique a besoin d'une matrice.

Le Professeur Aziz propose un exemple actualisé, d'origine soufie.

L'univers est un langage, structuré dans les 99 matrices qui ne sont pas présentées comme des noms divins

Si je les appelle : noms divins comme dans la tradition, je me trouve dans un autre référentiel et ne suis pas dans celui de l'approche matricielle.

Le concept oriente le potentiel puisqu'on a démontré, à travers la théorie de René Thom, que **le corps lui-même est un langage**. Il est structuré comme la syntaxe. Ce mathématicien, a trouvé une analogie structurelle mathématique entre les trois feuillets embryonnaires et le langage. Il parle d'un isomorphisme* (la même forme). C'est-à-dire que le corps, dans sa dynamique, dans ses processus, est un langage.

Lacan disait «l'inconscient est structuré comme un langage». Tout est langage mais le langage a deux potentiels : le langage explicite et le langage énorme implicite. L'inconscient.

En m'incarnant sur terre, dans la lumière agitée, j'ai décidé de créer une résistance. Si je ne suis pas résistant, je laisse passer la lumière et je redeviens un corps de lumière. Si je résiste, je deviens une masse qui se manifeste dans un univers masse, dans une structure masse. Je suis alors dans un corps. Je ne suis, bien entendu, pas uniquement ce corps mais pour l'instant, il me sert de référence.

La Lumière est autour de ce corps.

La différence entre un corps matière densifié et un corps Lumière perméable, c'est la résistance

Je peux à tout moment reprendre conscience de mon corps lumière. Les matrices de guidance vont m'aider à incarner mon corps de lumière dans la masse.

C'est un peu compliqué mais très intéressant.

Il y a deux types de matrices : les matrices parasites et les matrices de guidance

Les matrices parasites

Ce sont des matrices qui ne m'appartiennent pas, qui circulent dans mon corps et qui peuvent engendrer des inhibitions, des blocages intenses.

Exemple : Quand je suis malade, dans mon corps, il y a des matrices étrangères à ma nature.

Attention, ses matrices parasites remplacent parfois les matrices de guidance car :

- Extrêmement virulentes
- Ne sont pas touchées par une thérapie vibratoire
- Forment ce que l'on appelle un stroma autour de la matrice. C'est un tissu de conjonction impossible à toucher

Ces matrices étrangères doivent s'alchimiser, en libérant les voies, pour apporter l'information à cette matrice qui change d'aspect.

Tu comprends, ami lecteur, pourquoi cette approche me touche car elle est rationnelle, cartésienne et non ésotérique. J'aime ce qui est palpable, mes neurones adorent cela.

Les matrices de guidance

Tu te souviens que quelquefois, certains organes refusent d'être traversés par la lumière, comme par exemple dans la maladie.

Que dit la lumière réelle ?

«Écoute, j'ai tout mon temps pour attendre, si tu refuses d'être traversée, j'attendrai !»

Comment va-t-elle attendre ?

Elle se met autour et patiente jusqu'à ce que cette matrice devienne perméable. La tradition dit «Soit tranquille et reconnaît que Je Suis Dieu».

Je t'ai déjà parlé des matrices de guidance. Leur contenu est une énergie nucléaire faible ou gravitationnelle contrairement au contenu perverse qui lui, est électromagnétique.

Les matrices de guidance :

- Sont des miroirs sur lesquels la présence de l'Etre, qui est dans le champ de tous les possibles, va se réfléchir
- Aident à habiter davantage ton corps

A chaque cellule correspond :

- Une entité vibratoire ou matrice de guidance
- Un potentiel vibratoire qui lui a donné naissance appelé matrice de guidance

Pourquoi ?

Parce que c'est la vibration qui guide la matière, c'est l'information qui guide la matière et non l'inverse. Le corps a donc besoin d'informations pour vivre dans une harmonie physiologique.

L'information :

- Agit sur la matière
- Restructure la matière
- Alchimise
- Divinise la matière
- Spiritualise la matière

Les 99 matrices de guidance attendent notre appel afin de nous aider à vivre en harmonie avec ce monde, dans la conscience de non-séparation avec le Grand Tout.

Comment appeler ces matrices ?

C'est très simple. Il te suffit de les répéter en conscience, en boucle par leur nom comme si tu récitais des mantras, et cela à partir du silence pour les activer.

Dans la religion :

- Les fidèles catholiques récitent le chapelet
- Les fidèles soufis font le dhikr
- Les fidèles indous récitent des mantras
- …

Bien que l'approche matricielle ne s'apparente pas du tout avec quelqu'une ou quelque autre religion, ces matrices sont particulièrement puissantes lorsqu'un nombre important de personnes les activent en même temps.

Exemple :

Pendant les 10 derniers jours de ramadan, le champ morphique est amplifié par la pratique de répétition des matrices qui apportent une énergie particulière dans l'univers, une présence extrêmement subtile.

Réciter ces matrices active encore plus la transcendance.

Les matrices de guidance ré-informent le corps et l'actualise.

En voici quelques unes. Comme nous l'avons dit à maintes reprises, depuis le début de notre rencontre, la trilogie est toujours de mise. Eh bien, ça marche aussi avec les matrices de guidance.
Ces termes : transcender et alchimiser te plaisent, n'est-ce pas ? A moi aussi car j'ai le sentiment qu'avec eux, tout peut se transformer. Je ne rejette rien, il ne s'agit en aucun cas de nettoyer, de purifier, de changer, de modifier, de... mais bien de faire évoluer ce qui Est en le transcendant et en l'alchimisant.

J'éprouve le besoin de spiritualiser ma matière dans la joie en évoquant cela.

Donc les matrices s'utilisent principalement par trois pour respecter la trilogie. Il ne s'agit pas de banaliser et d'utiliser ces matrices machinalement car je dois respecter la tradition, même si je l'actualise.

Quelques exemples de pratique :

La matrice de l'alchimisation :
ANNAFIE ALRAFFAR ARRAFIE

- ANNAFIE le bien compatible avec notre vraie nature
- ALRAFFAR alchimisation du voile qui bloque notre potentiel réel
- ARRAFIE saut quantique, élévation soutenue par la Mère divine

La matrice de l'unité : ADDAHIR ARRAHIM ALBÄTEN

- ADDAHIR le manifesté révélé, le volume de Planck
- ARRAHIM la reliance horizontale dans le hors temps, le matriciel
- ALBÄTEN le transcendantal, non manifesté, l'expansion, T°

La matrice de la non-dualité :

ALMOUQSIT ASSAMAD AL HAQ

- ALMOUQSIT la perméabilité extrême, transcendance révélée
- ASSAMAD la Présence au sein du vide
- AL HAQ la vérité implicite et unifiante, YANG

Le cube créationnel est structuré par six matrices :

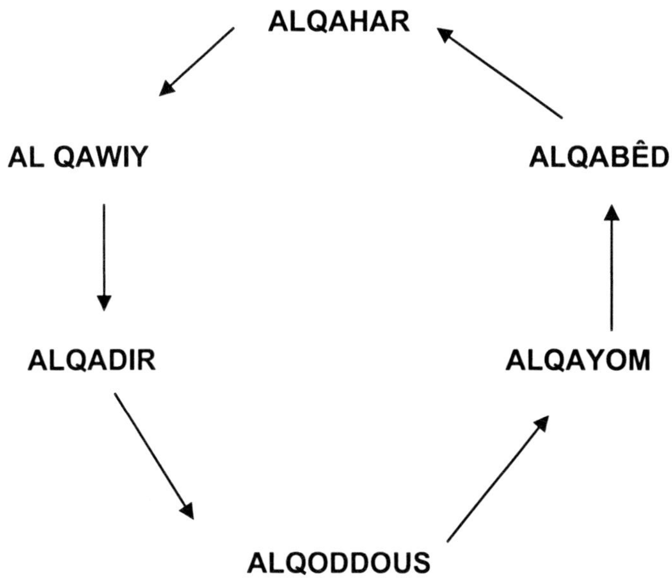

Les six matrices sont les éléments primordiaux de la création. Avec la rotation ALQAHAR, ALQAWIY, ALQADIR, ALQAYOM, ALQODDOUS, ALQÂBED, tu es dans le processus Yin de l'information, donc dans la Mère divine et en résonance avec la Mère divine.

Exemple :

1. *Tu vis un évènement que tu veux finaliser. Tu te vois dans un état de fonctionnement de fuite ou d'inhibition*

2. *Tu fais un projet et tu sais que jusqu'à maintenant, ton fonctionnement n'a pas abouti car tu t'arrêtes toujours avant qu'il soit couronné de succès ou bien pire que ça, tu détruis tout.*
   - *Prends conscience de ce fonctionnement*
   - *Mets le projet dans un cube*
   - *Entoure-le des six matrices*
   - *Envoie l'impulsion*
   - *Mets l'intentionnalité à l'intérieur du cube : processus de guérison au centre du cube et fais trois fois cette rotation.*
   - *Mets ce cube, dans ton champ de conscience*

Les thérapeutes tournent autour de leur patient en mettant la guérison au centre du cube et tournent trois fois, dans cet univers trilogique. Ainsi, les 99 matrices, à travers le vortex, structurent l'infinitude.

Regarde comment la vie pourrait devenir simple si chacun appelait les matrices, surtout dans des périodes difficiles. Le but n'étant pas de juger l'une ou l'autre partie, ni de trouver une solution, simplement poser son regard, faire appel aux matrices agissantes pour transcender et alchimiser une situation compliquée.

Histoire vécue :

Victoria est, avec son amie Marité, devant la caisse d'un parking souterrain. Devant cet appareil se trouvent un homme qui fait "l'aumône" ainsi que deux représentants des forces de l'ordre.

Les gardiens de police sont branchés sur leur référentiel : il est interdit de faire la manche dans les sous-sols de ce lieu. L'autre homme est quant à lui, orienté sur son référentiel de besoin de trouver un peu d'argent pour acheter de la nourriture et survivre dans sa situation compliquée.

Les échanges sont très violents de chaque côté. Je dis bien de chaque côté pour relever la dualité du moment. Ils en sont presque venus aux mains.

Chaque matin, Victoria, prend un temps de méditation pour se reconnecter au silence. Elle se prépare pour vivre une journée à partir du silence. Elle favorise ainsi un état de reliance avec le vivant, quels que soient les évènements à venir dans la journée.

En voyant toute cette agitation, Victoria, commence à faire ses rotations avec la matrice d'alchimisation : ANNAFIE - ALRAFFAR - ARRAFIE

Le ton change immédiatement. Les trois hommes se calment. C'est comme si, l'attitude de chacun devient respectueuse de l'Autre.

Ton corps est une énergie connectée à une guidance informationnelle connectée à une forme. Dans la forme, tu peux apaiser ton âme, ton agitation, pour faire des sauts quantiques.

Victoria, par son attitude, permet au champ morphique de la dualitude de grandir dans ce monde duel. Elle est comparable au colibri qui fait sa part de travail.

L'influence des sons sur la végétation

Une belle histoire relate la valeur des sons sur l'environnement.
Elle se déroule aux Etats Unis.
Les humains utilisent de nombreux produits toxiques pour traiter les cultures.
Les arbres fruitiers de Monsieur Charles sont comme intoxiqués et ne produisent plus de fruits.

Les oiseaux disparaissent progressivement. Aucun chant ne ravit Dame nature.

Ce brave paysan souffre du manque de vie dans son verger, aussi sa guidance lui donne une idée. Il compense ce manque par des enregistrements de chants d'oiseaux.

Depuis les arbres sont courbés par le poids des fruits sur leurs branches.

Monsieur Charles n'a pas utilisé les vortex pour que sa récolte soit fructueuse mais tu peux facilement imaginer le contentement de tes cellules avec la pratique des sons primordiaux. N'est-ce pas ?

Je sais que tes neurones sont toujours à la recherche de compréhensions mentales aussi, je me régale en les contentant.

Le mantra

Le Pr Aziz a connu un grand maître : Maharishi, fondateur de la méditation transcendantale qui utilise des mantras. Tu connais sans doute les bienfaits de cette pratique et son influence sur le Grand Tout.

Qu'est-ce qu'un mantra ?

Dans le ventre de ma maman, j'ai appris que pour revenir à la Source, les Rishis ont expérimenté les mantras.

Au premier abord, cette vibration n'a aucun sens. Pourtant :

Le mantra a un potentiel quantique élevé qui permet d'entrer en résonance avec la Source

Je vais te citer l'histoire des Rishis qui se déroule en Inde.

Tu connais cette religion, l'hindouisme ? On y trouve des Rishis qui sont un peu comme des Yogis. En méditation profonde, ils entendent les «hymnes» du Véda.

Il était une fois, un enfant de huit ou neuf ans, destiné à devenir un Maître Rishi. Il part dans une grotte et commence à méditer.

C'est un peu extraordinaire, il va rester enfermé pour méditer pas, un mois, non ! Pas des mois, non ! Mais des années ! Au début sans quitter sa grotte puis plus tard, quelque fois il peut partir en voyage, sans jamais communiquer. Ses disciples, chaque jour, lui apportent à manger et attendent.

Ils attendent quoi ?

***L'actualisation de la Présence** par l'enfant qui est sage.*

Que fait l'enfant ?

L'enfant-sage intègre la tradition védique, l'actualise dans son corps, dans sa conscience.

Pourquoi ?

Pour permettre à ses semblables d'intégrer l'epsilon et ouvrir des vortex vers la lumière réelle. Tu te souviens de l'epsilon, les 0,01% et des vortex qui sont les portes de connexion, les ouvertures, les passages qui permettent de remonter chercher l'information via, **"*RA, RITAM, AL HAQ et AL*"**.

Quand l'enfant quitte son état méditatif, il a entre 24 et 30 ans. Je te rappelle qu'il n'a jamais parlé pendant ce temps.

Ce serait vraiment trop difficile pour moi !

Imagine l'attention de ses disciples quand il sort, ouvre ses yeux et émet ses premiers mots, tout du moins ses premiers sons. Ils sont plus qu'attentifs.

On peut imaginer qu'il ne parle pas pour ne rien dire. Le disciple boit alors ses paroles comme de l'or et les inscrit, les canalise. Il entend ***un mantra**** *émis par une conscience en résonance avec la Source pendant 20 ans parfois.*

Le premier son, que cet Être, qui a passé des années dans une grotte à méditer, émet, est le reflet de sa conscience, qui est en continuité, en résonance permanente avec la Source. Ce son, intériorisé et répété par une personne, va à une vitesse intense, à une vitesse supra lumineuse jusqu'à la Source.

Le premier son qui sort dans le manifesté, n'a aucun sens. Aucune importance car le disciple ne cherche pas le sens, ***il veut le son quantique qui le ramène vers la Source****, la résultante du travail fait par l'enfant pendant des années. Il note ces sons, ce mantra, dans la chaîne initiatique. Il ne faut pas qu'il soit* *écouté par les Raksasa qui, dans la tradition védique sont les démons se nourrissant la nuit, de chair fraîche.*

Donc il purifie l'atmosphère, met de l'encens et apporte des fleurs ; ce qui crée : ***le rituel de l'initiation.***

Le rituel

Ils ont peur que les démons viennent. Mais entre nous, un démon qui a besoin d'évoluer, mange lui aussi.

Petit rappel des formes implicites.
Aziz dit «Venez, mangez, il y a de quoi manger pour tout le monde».

De plus, cette phase est chargée d'un surplus de Présence. Inquiète pour ses enfants de ce surcroit de Présence, la Mère divine dit «doucement, ils ne sont pas prêts !».

Cependant, ami lecteur, tu ne dois plus avoir peur car le rituel est devenu caduque. Rassure-toi, aujourd'hui, cette situation est actualisée.
Tu n'as plus besoin de ce rituel.

Il y a des Raksasa ? Qu'ils soient reconnus et accueillis car ils évoluent dans leur référentiel, dans leur fréquence et c'est leur histoire. J'ai la certitude que, la présence de ces démons est une actualisation de ma sphère de formes implicites, donc ils sont les bienvenus.

Revenons au mantra, comme un son qui émane de quelqu'un qui a passé plusieurs années au contact de la Source. Attention, il n'y a pas de mantra actualisé. Ils restent très chargés.

La prononciation d'un mantra, me connecte à un champ morphique qui me propulse vers des intermédiaires, des archétypes, des interférences.
Si le mantra est actualisé, c'est mieux. S'il est ancien, très ancien, il a de fortes chances d'être parasité par le voile.

Actualisons le mantra pour qu'il soit dans une résonance neuve connexionnelle

qui n'entre pas en résonnance avec le champ morphique de la méditation transcendantale, avec les Rishis.

Le résonateur-mantra

Un résonateur-mantra est un son primordial suivi d'un mantra. Mariage issu des traditions indou et soufie, actualisées.

Un résonateur est une corde vibrationnelle, une impulsion vibrationnelle, comme un son primordial.

Dans la tradition soufie les sons :

- Activent les Devatas reliées au double de lumière
- N'ont jamais été utilisés car incompris

C'est comme si cette connaissance, présente depuis toujours sans être explicitée :

- Se dévoile
- S'actualise au moment où la science évolue vers la physique quantique et la théorie des cordes

Le son résonateur est transmis lors des formations d'approche matricielle. Il s'agit d'une initiation.

Comment l'utiliser ?

- 1ère phase
    - Ferme les yeux
    - Chuchote d'une façon à peine perceptible, le résonateur- mantra, plusieurs fois dans l'interface
- Pour la 2e phase
    - Répète intérieurement le résonateur-mantra
- 3e phase

- Etat transcendantal sans résonateur, ni mantra, ni pensées,

Les pensées pendant la méditation :

- Font partie du mécanisme, ce n'est pas négatif
- Sont le contenu d'une matrice qui bloque, quand je libère le contenu, la pensée se met en marche, une voie s'ouvre sur le champ de tous les possibles

Pendant la méditation :

- Je ne cherche pas le vide
- Je ne chasse pas les pensées
- Je suis à l'écoute
- Je propulse le résonateur-mantra
- Je pose mon regard
- Je vois ce qui se passe

Si j'ai des pensées :

- Je libère le passage, c'est bénéfique
- Je ne me dis pas que je ne sais pas méditer, au contraire, c'est un beau travail qui se fait
- Je ne cherche pas à décoder le contenu de mes pensées
- Une pensée monte, je lâche, ne lui donne pas d'importance
- Je reviens vers mon résonateur-mantra, jusqu'à ce que je touche cette phase où il n'y a ni résonateur, ni mantra, ni pensée, c'est-à-dire **l'état transcendantal matriciel**. Le mental n'est pas à l'intérieur de cette phase. **Je rentre alors dans l'interface du champ de tous les possibles**, le mental est absent.

Une pensée est une tension qui s'élimine

La méditation permet de vivre la phase ascensionnelle de la rotation.

Sur le chemin de retour :

- Je décide, plutôt qu'aller vers le monde phénoménal, d'aller dans un mouvement inverse en direction vers la Source, vers la transcendance
- Je peux rencontrer des matrices, des blocages, des traumatismes d'enfance, beaucoup de matrices résistantes qui bloquent le passage du retour

Quand je voyage dans l'interface de la Présence, c'est la conscience qui voyage et non le mental, puisqu'il s'arrête. Sa limite est le champ électromagnétique qui est l'agitation. Il ne peut pas aller au-delà de son potentiel. C'est pour cela que je ne trouve pas de mots à mettre dans la Source de la pensée qui est la Présence.

C'est aller au-delà du Mur de Planck, dans l'infiniment bref.

Le mental

- Ne mémorise rien
- N'a pas de mémoires explicatives
- Est shunté
- Est complètement transcendé

Ouf !!!

Utiliser le mantra-résonateur conduit dans la conscience du champ de tous les possibles

La méditation

Comment te présenter la méditation ? Au début de ce livre, je te disais que certaines expériences seront répétées sous différentes formes. Cette phase est primordiale pour avancer sur un chemin d'évolution et actualiser tout ce qui nous est donné. Je l'ai amorcée précédemment et vais compléter.

Il y a trois phases : Inverser le processus de la pensée, dilater l'interface entre deux pensées et vivre le Dhikr avec la répétition le codes et les matrices adaptées, pour augmenter l'interface entre deux pensées.

- **Inverser le processus de la pensée**

  Au lieu de m'extérioriser dans le phénoménal, je m'intériorise dans la sphère non-manifestée. J'inverse le processus de la pensée car j'ai besoin de contacter la Source de la pensée pour être dans ma pensée.

  Celui qui a l'habitude de méditer, différencie sa propre pensée, des pensées qui ne lui appartiennent pas. Il devient sensible à toutes les interférences. A ce moment, il sent qu'il est lui-même.

  Ah ! Une pensée me vient. Vigilance, il peut y avoir des pensées résiduelles en rapport avec des matrices transgénérationnelles.

  Au lieu de penser toi-même,
  c'est l'arrière-arrière-grand-père qui pense en toi

  Ce n'est pas une liberté, c'est un passé qui te piège, mais n'analyses pas ce drame. Tu ouvres un monde et tu le transcendes. La méditation alchimise aussi les processus individuels.

Huit siècles avant Lacan, Monsieur Avérroes, prodigieux génie, disait «Ça pense en moi». Il appelait ce fameux intellect, agent séparé.

- **Amplifier, dilater l'interface, le silence entre deux pensées**

  Quand j'utilise mon cerveau neuronal, **je pense, je m'extériorise**. Je sors dans le phénoménal. Il y a toujours un petit moment d'arrêt entre deux pensées. Quand je médite, je fais le mouvement inverse. Cela ne se fait pas automatiquement, il faut que ma conscience soit aidée.

  Les supports de l'approche matricielle s'utilisent pour inverser le processus de la pensée. Quand j'arrive à dilater ce petit moment, je suis en méditation même dans le mouvement, en parlant …

- **Réveiller l'espace entre deux pensées.** Que se passe-t-il entre deux pensées?
  - **Le voyage dans l'infiniment bref** apporte une sorte de prise de conscience permettant de dilater les espaces.
  - Je voyage pour rencontrer mon double de lumière, ou la Source. Je fais un voyage pour aller chercher la résonance subtile de la constance pour la faire venir au niveau des variables. Cela se fait inconsciemment.
  - Je réveille l'espace silencieux. L'observateur naît dans la conscience de cet espace

silencieux. C'est l'écoute ; Je plonge dans ma conscience pour réveiller l'Etre, l'absolu.

- Je m'ouvre à l'autre. Je réveille la qualité du silence. c'est l'Amour. Un état de rythme s'installe. Le silence est spatial et non-temporel.

- **Augmenter, dilater l'espace entre deux pensées**
  - **Que se passe-t-il, si je parle à partir du silence, en méditation ?** Eh bien, vois-tu, ça se sent ! Je te donne une image : une vague, un océan silencieux s'active. Voici le témoin réel que je suis en méditation.

Le silence, on ne peut pas en parler,
on ne peut pas le parler

  - **Si je parle sans être dans cet état de silence,** je suis dans l'agitation. Quand je n'arrive pas à intégrer ce silence, je fais une petite pratique. Je répète des sons, des matrices...

Les effets de la méditation

La méditation amplifie les hormones du stress, les neuromédiateurs, les endorphines, les amphétamines, la dopamine, la sérotonine, l'ocytocine : l'hormone d'amour.

Le mental s'arrête au niveau de l'horizon de Planck, il ne peut pas aller au-delà de cet espace. Il a des limites qui sont finalement l'interface du champ de tous les possibles.

Un résonateur nous met dans un champ morphique nouveau :

- Qu'on structure ensemble
- Qui n'est pas dans la religiosité

- Qui est dans l'évolution simplifiée d'une tradition rishique, védique et connexionnelle à la Source
- Qui ramène cette inversion du processus de la pensée.

Le dhikr

Le Dhikr est la répétition de mantras dans le soufisme.

Il s'agit de répéter de nombreuses fois, le nom des matrices de guidance pour retrouver qui nous sommes dans notre essence non-manifestée.

On ne peut pas greffer le Dhikr sur une conscience agitée, ni ramener l'intentionnalité, si on ne possède pas le langage de la Source. Le fait de répéter les matrices permet cela.

Quand on répète, on se rappelle :

- Ce que l'on est
- Que notre Être réel n'est pas l'être dans le monde virtuel de la forme, c'est l'Être dans l'essence non-manifestée.

Dans l'approche matricielle, Aziz a changé le nom «Dhikr», par «répétition limbique» parce que c'est le cerveau limbique qui répète. Nous quittons le champ morphique relié à la religion.

Je t'offre quelques pratiques à faire dans ton quotidien pour entrer dans un processus de guérison globale.

QUATRIÈME PARTIE

Quelques exercices guidés

Par le Professeur Aziz El Amrani Joutey

La rotation

Ferme doucement les yeux.
Prends conscience de ton corps, et respire doucement, sans effort.

A chaque inspir, j'intègre la lumière réelle, à chaque expir, je fais sortir la lumière agitée. Je demande à la Mère divine de la transmuter, j'inspire la lumière réelle, j'expire la lumière agitée, sans effort.

Je reviens vers mon corps, j'habite mon corps, mes axes sont alignés. Je suis présent, je suis présente. Je remercie tous les Êtres et j'active la rotation.

"KOUN AL - KOUN HOW"

Je me mets dans cet espace, je focalise l'espace entre "AL et HOW" et je rentre dans cet espace, l'espace des Êtres de lumière. C'est l'espace des anges, EN-JE, des archanges. Je suis cela, cet espace est dans mon champ de conscience. J'actualise cet espace sans effort. Je pose mon regard sur cet espace. J'intègre cet espace en tant que réalité manifestée des Êtres de lumière qui sont dans ma conscience et je continue la descente.

"KOUN HOW - KOUN MIM"

Je me mets dans l'espace des formes, toutes les formes, quelles que soient leur nature, je symbolise une forme explicite, les autres formes sont mes formes implicites par rapport à la conscience. J'intègre cet espace des formes implicites, je n'ai plus peur de ces formes. C'est moi-même : les diables, les démons, les bactéries, les virus qui sont mes formes implicites. Cela, je suis cela. Tout, est une résonance de la conscience, c'est un jeu d'implicite et d'explicite.

"KOUN MIM - KOUN RA"

Espace ascensionnel. Je monte dans la Présence de Christos. C'est l'espace ascensionnel. Je l'intègre. Je suis dans le saut quantique, dans l'ascension. J'alchimise la forme pour intégrer la non-forme, dans le "RA", le Christos, la lumière réelle.

"KOUN RA - KOUN RITAM"

J'intègre la vérité ascensionnelle. Je pose mon regard sur cette Vérité yin.

"KOUN AL HAQ - KOUN AL"

Espace ascensionnel de Vérité yang, de fluidité yang. Je rentre dans la Présence de la Source. Je sors en spirale pour une autre rotation

KOUN AL	→	**KOUN HOW**	**espace**
KOUN HOW	→	**KOUN MIM**	**espace**
KOUN MIM	→	**KOUN RA**	**espace**
KOUN RA	→	**KOUN RITAM**	**espace**
KOUN RITAM	→	**KOUN AL HAQ**	**espace**
KOUN AL HAQ	→	**KOUN AL**	**espace**
KOUN AL	→	**KOUN HOW**	**espace**
KOUN HOW	→	**KOUN MIM**	**espace**

La rotation peut se poursuivre autant de fois que je le souhaite, mais lorsque je choisis de terminer la rotation, je m'arrête sur "MIM", c'est-à-dire dans la forme, pour ne pas être ailleurs. Je reste un petit moment, je respire, j'intègre, je reste à l'écoute par rapport à ce qui s'est passé dans cette rotation.

Doucement, j'ouvre les yeux.

MERCI MERCI MERCI

Le vortex

Les sons primordiaux : "SAD - QAF - NOUN"

Ferme doucement les yeux. Prends conscience de ton corps.

Prends conscience que tu es un hologramme, une projection hologrammique, en 3 dimensions. Ce n'est pas réductionnel parce que tu es aussi la lumière réelle. Tu es un corps de lumière réelle qui n'est pas de ce monde. Réveille ce potentiel dans ton champ de conscience.

C'est comme si tu étais en train d'imaginer par une projection que tu as un corps de lumière d'une beauté indescriptible et ton double de lumière a envoyé une projection en 3 dimensions. Tu es aussi cette projection.

Tu es les deux à la fois :

- L'essentialité qui n'est pas de ce monde, qui est créée dans le monde réel
- L'hologramme qui vit une expérience dans le monde dévié, le monde électromagnétique

Tu es cela, tu es les deux.

**Les sons primordiaux vont établir
le lien entre l'Essence et la projection**

"KOUN SAD", le "SAD" résonne dans la condensation physique, dans le corps, c'est la symbolique du corps, la densité de la matière.

"KOUN SAD - KOUN QAF - KOUN NOUN"

La symbolique **"NOUN"** est dans l'expansion. Je me connecte à travers l'état fusionnel à mon double de lumière, un autre moi-même, qui n'est pas de ce monde. Je m'enrichis de cette information et **je reviens vers le corps. Je dépose l'information au niveau du cœur.**

"KOUN NOUN - KOUN QAF - KOUN SAD"

Maintenant, je vais mettre une petite focalisation au niveau du cœur. Je dépose en douceur, toute l'information que je viens d'intégrer et je remercie l'Être de lumière, cet Être, cet autre moi-même. Quand je dépose, je suis dans le sacré, le remerciement et je fais une autre rotation.

"KOUN SAD - KOUN QAF"

C'est le canal, la résonance canalisée. Tout se met dans la rectitude. Celui qui crée la rectitude, l'orthogonalité, la verticalité.

"KOUN QAF - KOUN NOUN"

Je conscientise que dans le "KOUN NOUN", j'intègre d'une façon implicite, subtile, les informations nécessaires à ma vie, les informations indispensables pour gérer le déséquilibre de la dualité. Ces informations proviennent de mon double de lumière.

"KOUN NOUN - KOUN QAF - KOUN SAD"

Je dépose cette information au niveau du cœur. Je suis dans le sacré, le respect, l'amour. Je dépose et je remercie. Au niveau du cœur, je sens cette expansion, ce soulagement d'Etre. Je me connecte à ma vraie nature de lumière réelle, éternelle, immuable, omniprésente. C'est cela la joie fondamentale, c'est cela la joie sans objet. Je la connecte. Je suis cela. Je dépose cela dans mon cœur. Je respire la joie sans objet. Je suis cela. Je suis cette éternelle joie, immuable, présente, omniprésente. Cela, Je Suis cela, cela Je Suis cela… à toi ma vie, Tu es cela.

"KOUN SAD - KOUN QAF - KOUN NOUN"

Je me connecte à cet autre moi-même, pure essence, pure joie, pure lumière.

"KOUN NOUN - KOUN QAF - KOUN SAD"

Je dépose cette information dans le cœur, dans la résonance du sacré, dans l'écoute, dans la joie, dans le remerciement.

"KOUN SAD - KOUN QAF - KOUN NOUN"

Sens de cette expansion, cette Présence.

"KOUN NOUN - KOUN QAF - KOUN SAD"

Visite ton cœur et dépose l'information. Lâche. Dépose l'information. Remercie tous les archétypes, tous les Êtres, toute la sphère phénoménale, la sphère non-manifestée et progressivement, ouvre tes yeux.

MERCI MERCI MERCI

Le cube créationnel

Ferme doucement les yeux.
Prends conscience de ton corps, respire doucement, sans effort. Je reviens vers mon corps, j'habite mon corps, mes axes sont alignés, je suis présent, je suis présente. Je remercie tous les Êtres.

A chaque inspir, j'intègre la lumière réelle, à chaque expir, je fais sortir la lumière agitée. Je demande à la Mère divine de la transmuter, j'inspire la lumière réelle, j'expire la lumière agitée, sans effort.

ALQAHAR, ALQAWIY

- Rentre dans l'espace. Lâche les mots. C'est l'espace qui t'intéresse. Comprends bien qu'il y a une grande différence entre le mot et l'espace entre deux mots
- "ALQAHAR, ALQAWIY, ALQADIR, ALQODDOUSS, ALQAYOM, ALQKÂBED"
- Intègre l'espace "ALQAHAR, ALQAWIY" rentre, focalise l'espace. C'est un espace d'infinitude, l'espace de l'être
- "ALQAWIY, ALQAHAR, ALQODDOUSS, ALQAYOM, ALQÂBED, ALQAHAR, ALQAWIY"
- Active 2-3 rotations jusqu'à ce que tu sentes que ton corps commence à relâcher. Relâche, c'est le maître mot pour faire passer la lumière. Il faut que le corps soit :
  - Dans sa perméabilité
  - Sans résistance

Ces mots, ces interfaces, vont diminuer la résistance. Une maladie est une résistance, on est dans un voile, on a un corps, donc on est malade parce qu'on résiste.

Cette pratique est le moyen de perméabiliser ce corps et d'alchimiser ses toxines vibratoires.

"ALQAHAR, ALQAWIY, ALQADIR, AQODDOUSS, ALQAYOM, ALQKÂBED"

Rentre dans ces espaces, réveille l'alchimisation des toxines vibratoires. Les toxines vibratoires sont plus difficiles à éliminer que les toxines matière. Il faut éliminer les vraies toxines vibratoires en activant ces matrices qui sont magnifiques, par l'intégration des espaces, continue.

La présence du "QA", dans chaque matrice est un élément fondamental pour alchimiser certaines toxines vibratoires. Ces matrices, extrêmement subtiles, alchimisent les matrices toxiques, parce qu'on vise une créativité dans le bon sens, comme l'univers réel est structuré, l'univers du voile doit au moins, emprunter une connexion avec l'univers réel.

Continue à ton propre rythme, fais des rotations, active la Présence.

"ALQAHAR, ALQAWIY, ALQADIR, AQODDOUSS, ALQAYOM, ALQKÂBED"

"ALQAHAR, ALQAWIY, ALQADIR, AQODDOUSS, ALQAYOM, ALQKÂBED"

"ALQALHAR, ALQAWIY..."

Tu vas doucement ouvrir les yeux.

Pratique de la méditation avec un mantra-résonateur

Ferme doucement les yeux. Prends conscience de ton corps. Installe- toi dans une position confortable.

Méditer n'implique pas de se mettre en lotus ou dans une position douloureuse, mais dans la position la plus confortable, sans effort. Méditer dans une position assise permet la rectitude.

Je respire en conscience dans le non-effort. J'inspire la lumière réelle. J'expire la lumière agitée, dans le non-effort.

Je sens la Présence de cette lumière réelle, tellement douce, tellement évolutive, en expansion.

J'inspire la lumière réelle. Je la conscientise. Je l'intègre, elle fait partie de moi. Je suis un élément de cette lumière. Cela, Je Suis cela.

J'expire la lumière agitée, toute l'agitation, tous les problèmes qui sont des agitations : tous les blocages qui sont des agitations. J'expire tout cela.

J'inspire la lumière réelle en douceur, j'expire la lumière agitée et je demande à la Mère divine de transmuter cette agitation, par sa Présence.

J'actualise dans ma conscience, l'impulsion de la Présence par la méditation et j'utilise le résonateur-mantra x, j'active ce processus.

Pour ceux qui n'ont pas encore de mantra-résonateur, méditer dans cette Présence, ce silence actif.

1ère phase

Je chuchote, j'articule plusieurs fois, comme dans la répétition, mon résonateur-mantra jusqu'à ce que je sente un élan d'intériorisation.

2ème phase

Je répète intérieurement mon résonateur-mantra. Si j'ai des pensées, c'est que je suis en train d'alchimiser les mémoires. Je suis avec une pensée : je lâche, je ne donne pas d'importance aux pensées, j'avance. Elles font partie du mécanisme. Je ne lutte pas contre une pensée. Je ne cherche pas à faire le vide. S'il y a beaucoup de pensées, je reviens à la 1ère phase et réactive le processus.

3ème phase

C'est le moment où il n'y a ni pensée, ni résonateur, ni mantra. Je rentre dans le champ de tous les possibles. Le mental ne rentre pas, il s'arrête au niveau de l'horizon de Planck. Il ne peut pas aller au-delà de cet horizon. Il a des limites qui sont finalement l'interface du champ de tous les possibles.
Dans cet interface, le mental ne voyage pas. Il peut cependant me dire : «Tu fais n'importe quoi, regardes où tu es ? Tu passes ton temps à méditer, ça sert à quoi ce truc ?». Il trouve toujours le moyen pour essayer de te minimiser et de te faire régresser. Pose ton regard.

Durant la 3ème phase, les pensées vont s'alchimiser dans ce silence qui s'actualise dans le champ de tous les possibles. Dans ce champ, au lieu de dire "j'existe", je dis : "là, Je Suis". Je suis dans ma nature essentielle, le "Je Suis", devient le Soi possible.

Je ne traite pas une pathologie, pour obtenir quelque chose, j'expérimente le Soi. **Je me connecte à ma vrlaie nature.** Je redonne un sens à ma vie. Je crée le support, le substratum, le support essentiel de pourquoi, Je suis ici.

Sans expérience de transcendance, le sens disparaît

J'inspire la lumière réelle, j'expire la lumière agitée. Je sens cette fraîcheur. Quand j'inspire la lumière réelle, c'est tellement frais, c'est tellement léger. Cette lumière réelle intégrée va transformer tous mes métabolismes dans la légèreté, la perméabilité, la non-résistance, la Présence.

Progressivement, j'ouvre mes yeux.

Pose simplement ton REGARD

Méditer avec la matrice : SOUBHĂNAK

La pratique se fait en 3 étapes :

La méditation se pratique les yeux fermés, en position assise dans la position la plus confortable possible, les jambes croisées ou non. La tête ne doit pas avoir de support. Elle est en suspension, parce qu'au niveau de la nuque, il y a des mémoires condensées qui sont en rapport avec l'enfance. Tout le tronc cérébral emmagasine à travers le limbique, des résonances mémorielles très profondes, qu'il faut libérer.

Parfois pendant la méditation, il peut y avoir des mouvements. Lâche, c'est une forme de libération.

Mets la main droite ou la main gauche, sur l'organe que tu sens en faiblesse et projette "SOUBHÂNAK".

Lâche. "SOUBHÂNAK" permet la connexion avec la Source, c'est un potentiel de glorification de l'Être. Par conséquent, "SOUBHÂNAK" augmente le potentiel vibratoire des organes.

Devant chaque événement de la vie qui retient ton attention, répète trois fois "SOUBHÂNAK". Résonne avec l'événement même si parfois ce sont des événements difficiles. Avec "SOUBHÂNAK" l'événement s'alchimise.

Reste à l'écoute intérieure de "SOUBHÂNAK", au fond de toi-même. Une voie subtile répète "SOUBHÂNAK" au fin fond de ton être et ça se met en écho dans le corps tout entier. C'est comme si c'était une effervescence, c'est l'effet radian intérieur de "SOUBHÂNAK".

Allonge-toi en te focalisant en douceur sur l'effet radian de "SOUBHÂNAK". Ton corps va énormément transmuter.

C'est un moyen très puissant pour :

- Alchimiser les mémoires
- Activer l'ouverture
- Se mettre en résonance avec ce que l'on dit. Avec "SOUBHÂNAK" chaque particule, chaque cellule de ton Être répète le "SOUBHÂNAK".

En réalité, même quand on dort profondément, le "SOUBHÂNAK" se répète. C'est pour cela que l'on revient au corps. On est dans la même forme, s'il n'y avait pas "SOUBHÂNAK", il n'y aurait pas cette forme. Elle changerait ou elle partirait. La maintenance de la forme se fait à travers "SOUBHÂNAK".

Quand la cellule répète "SOUBHÂNAK",
elle structure sa membrane et s'individualise.

Doucement, apprends à rentrer avec "SOUBHÂNAK", même dans les phases les plus profondes. Ton corps, dans le sommeil profond, répète "SOUBHÂNAK".

Intègre "SOUBHÂNAK" en effet radian. Prends un point : le cœur. Répète "SOUBHÂNAK" au niveau du cœur et la propagation se met dans tout le corps. C'est l'étincelle radiante dans toutes les particules du corps, toutes les cellules, toutes les zone

CINQUIÈME PARTIE

Les appareils matriciels

Le Pr El Amrani Joutey a créé des appareils matriciels et matricialise des appareils scientifiques conçus par des scientifiques et utilisés dans certains hôpitaux ou centres de recherche.

L'utilisation de ces "outils" n'engendre aucun effet secondaire ou aucune contre-indication chez l'homme ou l'animal. La résonance biophysique, pure information, offre au corps ce dont il a besoin, sans la lui imposer. Son intelligence choisit de prendre ou de laisser le renseignement.

Qu'entend-on par matricialiser des appareils ?

Nous avons vu que l'embryon utilise des matrices de guidance pour développer sa physiologie via ses trois feuillets qui captent l'information sous forme de configurations géométriques, qu'il reproduit. On pourrait aussi dire que ces formes sont dans la non-forme car nous ne les voyons pas. Elles font partie du monde informationnel dans lequel nous vivons et que nous ne percevons et/ou ne ressentons pas forcément.

Le Pr Aziz met des formes dans la non-forme dans ses appareils, en "homéopathisant" la forme de chaque organe avec des formes diluées dans la non-forme, c'est-à-dire l'homéopathisation de l'espace. Il ajoute le nombre d'or, le radian, la géométrie sacrée, le scalaire ...

Il ajoute à la spécificité des appareils, l'homéopathisation de l'espace en redonnant l'information des formes, captées par l'embryon, via les matrices de guidance.

La résultante de ce travail,
permet une connexion directe avec la Source.

Le corps est un langage qui reconnaît alors ses informations qui permettent une harmonisation physiologique.

Ami lecteur, je t'ai parlé précédemment du travail avec les matrices de guidance, le dhikr et la méditation. Ici le travail se fait via les appareils.

Les Êtres de guidance

Quelle différence existe-t-il entre l'homme d'aujourd'hui et celui du moyen âge ? Le nouveau né d'aujourd'hui a-t-il :

- les mêmes reflexes que celui du moyen âge
- les mêmes besoins de protection
- Les mêmes craintes

Tout est changement

Les moyens de déplacement, de cheminement, ont pour leur part, aussi évolué, du transport à pieds, aux trajets empruntés avec l'âne, le cheval, le vélo, la voiture, le train, l'avion... les sentiers dans les montagnes parfois très inconfortables se transforment en chemins forestiers, en routes de campagne, en nationales, en autoroutes....

Voici la raison pour laquelle nos différents cerveaux ont besoin d'actualisation. Le "nouveau" ne leur convient pas, aussi, j'ai dû user de confiance, de pratique et de persévérance dans la loi du non- effort pour avancer sur ce chemin inattendu.

Lors de l'enseignement, j'ai vécu des moments de grands questionnements avec de grands frissons, de belles peurs, de grandes joies, de grandes communions avec les ami(e)s, de grande comme-union avec le Grand Tout.

Tous les élèves ont reçu des codes, des mantras, des soutras, des résonateurs, des matrices de guidance, des vortex pour transcender leurs sens grossiers en sens subtils, et bien d'autres choses encore.

J'ai ma part de responsabilité dans ce monde. Jusqu'à

maintenant, j'en avais conscience avec mes neurones. Aujourd'hui, mes astrocytes commencent à se réveiller grâce à cette formation.

Mes cellules ont bien enregistré mon implication dans ce monde et je suis dans l'impossibilité d'ignorer ou faire semblant de :

- Actualiser les événements constamment
- Co-naître ma part de responsabilité
- Sentir la reliance avec ce qui Est, dans le monde visible et invisible
- Nier mon influence, ma responsabilité, mon implication
- Ignorer ce qu'est l'unicité
- Ressentir la joie de vivre cette expérience, avec ce qui EST, au-delà de ce que je vois

Mais aussi, **je suis l'émanation du champ de tous les possibles** et :

- Tout est possible
- La joie sans objet est au rendez-vous selon la façon dont je pose mon regard

Cela est un comble pour moi qui ai une mère aveugle et qui suis myope. L'organe de la vue n'est plus une excuse. Mes astrocytes me mettent en relation avec l'essence de qui Je Suis au-delà de ce corps physique.

Plusieurs expressions me reviennent et prennent tout leur sens :

- "Espèce d'hologramme". L'epsilon perd de sa puissance et l'expérience de la vie dans la masse, dans la matière devient un jeu
- L'autre, c'est moi-même habillé d'une autre façon. L'amour inconditionnel s'approche

- Mon corps est seulement un élément de ma conscience. Je peux, ne plus "exister" mais commencer à "Être"
- La logique de la vie est une logique radiante, **une logique du cœur** qui épouse toutes les directions dans le champ de tous les possibles

Je te certifie, ami lecteur, que ma vision de la VIE est complètement bouleversée. Je me sens en paix maintenant.

Pose simplement ton REGARD

Une nouvelle rotation

J'ai fait un très beau voyage avec toi, ami lecteur.

Cher hologramme, j'espère que tu as bien rêvé car la Vie, ici, est une belle histoire. Si tu en doutes, pose un autre regard !!!

Cette aventure, avec Pauline, s'arrête ici.

Quant à moi, je poursuis dans l'élan de la formation qu'a donnée le Pr Aziz EL Amrani Joutey. Devenue un "Etre de Guidance matricielle" j'entends communiquer les enseignements de l'approche matricielle, là où la **vie** me conduira.

Partager ce que je vis, animée par ces principes matriciels, me donne des ailes. Il est vrai que je repasse par la case des anges et des archanges. HOW !

Oups ! J'allais oublier. Tu trouveras dans les pages à venir un petit glossaire matriciel pour t'aider à te repérer avec ce nouveau vocabulaire

MERCI MERCI MERCI à toi de me révéler qui Je Suis.

A bientôt

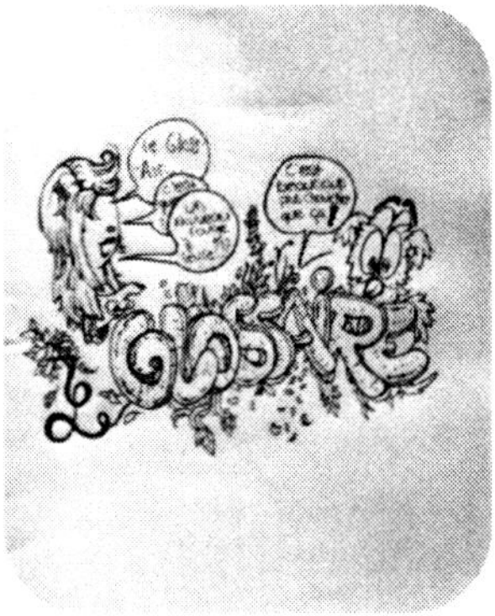

GLOSSAIRE

Absolu Se manifeste dans l'état, le point jonctionnel.

Acceptabilité Etat discontinu qui s'active à chaque instant. Etre
dans l'acceptabilité de ce que Je Suis et non pas, être dans le jugement.
A tout instant, une particularité de mon être va prendre forme, je ne la rejette pas, je suis dans l'acceptabilité discontinue. C'EST

Acceptation Etat continu

Actualiser Recadrer, resituer, mettre "au gout du jour" les situations dans le présent. Prendre une chose du passé, faire un lavage, transformer une donnée du passé et la rendre compatible avec le présent. Alchimiser le passé , c'est l'actualiser. Vivre la présence.
Les traditions non-actualisées sont en résonance avec le passé, donc mortes.
L'actualisation s'effectue en posant son regard et en utilisant les outils matriciels.

ADN	Les codes ADN se trouvent dans la lumière réelle. L'expression des codes ADN se trouve dans la lumière agitée. La matérialisation des codes ADN se trouve dans la lumière condensée.
S'aimer	La Source m'aime tel/telle que je suis, je ne peux donc pas, ne pas m'aimer.
Akasha	Mot sanscrit qui signifie l'espace ou banque de données de l'univers. Logiciel où tout s'enregistre, quelles que soient les expériences, quel que soit le passage. Toute expérience laisse une trace avec sa matrice engrammée. L'embryon enregistre ces données.
AL	Résonance symbolisant la Source : le non-manifesté qui est de nature ondulatoire, l'infinitude, l'Un.
AL HAQ	Trancher pour rentrer dans la sphère de l'Être. Se confronter à son Être. Ne pas rejeter ses défauts, ne pas les juger, seulement les voir. Vérité yang. Etape de la rotation.
Alchimie de la VIE	Passer du voile vers l'univers réel, par la simple observation de l'évènement.
Alchimiser	Prendre une matrice et changer son programme informationnel. Transformer : • La masse, la matière en lumière. La résistance structurée dans le poids,

dans la lourdeur, vers la légèreté, l'antigravitation, l'élévation, le saut quantique
- La masse pondérale en lumière informationnelle

Amour	Etat de dualitude, interface où il y a cette acceptation, une acceptabilité de ce qui est, en résonance avec l'instant, au delà de la dualité. Z°. Reliance qui se structure de façon ondulatoire ou conscience cosmique.
Analyse	En provenance du néo cortical neuronal. quand j'analyse, l'info se perd. Séparation dualiste, mise en place de la séparabilité. Je mets de la distance. Ana = lumière lyse = destruction ou lumière que je fragmente.
Apocalypse	Révèle ce qui est caché.
Approche matricielle **ou** **Dynamique matricielle**	Créé par Le Pr Aziz El Amrani Joutey, la dynamique matricielle est bâtie sur des idées de reliance et d'unification. Modèle qui a comme référentiel le corps, la physiologie. Le concept de matrice féminine représente : la mère, la terre-mère, la Mère divine, l'utérus. Le but est de réveiller l'alchimie et d'élever notre niveau de conscience pour retrouver la connexion avec l'Essentialité, la Source, la Matrice Unicitaire. L'unicité est notre nature profonde. Sciences et spiritualité se rejoignent. L'approche matricielle donne des outils pour

éveiller notre réceptivité à la lumière réelle pour être capable de fonctionner avec elle et être propulsé dans d'autres espaces.

Astral C'est le quartier général du voile.

Attente Projection du temps qui se somatise au niveau physiologique se manifestant par de la rétention d'eau qui symbolise un conflit temporel.

Autre (l') C'est moi-même habillé d'une autre façon, ma forme implicite explicitée.

Catabolisme Ensemble des réactions de dégradation.
Le catabolisme et l'anabolisme sont les deux composantes du métabolisme.

Carte matricielle Quand une douleur se réveille, j'utilise la carte sur le point qui pulse, sorte d'entrée qui alimente l'organe. Utilisation : approcher doucement la carte du corps avec le ressenti ou l'aide d'un pendule. Quand il change de vitesse, c'est la marque du point.

Cellule Quand elle perd sa nature ondulatoire, elle ne peut recevoir de lumière réelle. Les cellules qui dysfonctionnent ont perdu leur nature ondulatoire.

Certitude Evidence qui part de la sphère du point : Expansion, Amour.

Cerveau Cristal liquide coagulé par tous les dogmes : la
religion, l'école …
Hologramme qui interprète le monde de

façon hologrammique.
Interprète les infos recueillies par nos organes neurosensoriels, la conscience du Moi. Il construit sa propre image du monde, ce que nous appelons réalité. Il se branche sur les 0,01%.
C'est l'interprétateur qui donne du crédit à une réalité.

Cerveau reptilien

Cerveau de la survie qui régit les fonctions de base physiologiques : la respiation, l'alimentation et la procréation.
Henri Laborit dit que 90% des fonctions du corps sont reptiliennes. Dans ce mode de fonctionnement les efforts sont demandés.
Le reptilien fait appel au limbique quand il n'arrive pas à accomplir une action. Ils sont complémentaires.

Cerveau limbique

Cerveau des automatismes, siège des émotions. des réflexes, de l'apprentissage.
Relié au reptilien, siège de la mémoire. Le cerveau limbique dit que ce que je vis, je l'ai déjà vécu. Je passe ma vie à écouter mon limbique, à essayer de résoudre mes difficultés en me référant à des expériences passées. Alors que je suis ici pour récupérer l'info de la Vie. Pour cela il suffit, d'entrer en syntonisation avec l'évènement qui excrète dans ma conscience son information limbique que j'oublie.

Cerveau néocortical

Siège de la réflexion, de la pensée, de l'analyse, de l'interprétation avec les neurones et les astrocytes, (le cerveau neuronal marche avec les neurones et le néocortical avec les astrocytes ou cellules gliales). Les neurones servent à la réflexion, à l'analyse et les astrocytes à une connexion structurante avec la Source.

CD matriciel	Permet de travailler sur l'éthérique en faisant des rotations à distance du corps. Les matrices exogènes qui perturbent le corps sont actualisées.
Chakra	Reliquat du monde végétal, mémoire résiduelle informationnelle active du programme végétal. Quand les chakras sont unifiés, le masculin et le féminin sont intégrés. Seul le chakra du cœur subsistera. L'impulsion de la lumière réelle passera alors plus facilement. Nous devenons un radar cosmique relié ciel / terre.
Champ Electromagnétique	Voile de ce monde. Correspond à 0,01% de l'univers.
Champ énergétique	Entretenu par le champ du voile ou lumière agitée ou Lucifer. A respecter, car il a une fonction d'interface. Si j'utilise la force, c'est perdu d'office, car c'est un archétype de la Source. Je peux seulement le transcender, créer des ponts, sans rejeter l'un ou l'autre.
Champ morphique	Région de l'espace qui a des propriétés spécifiques. Peut être comparé à une conscience collective, à un égrégore. Il est entretenu par le voile.
Chercher la	Chercher quelque chose qui existe déjà en

vérité	moi. Quand je cherche, je cache.
Clé matricielle	Appareil matriciel qui permet avec des tapotements discontinus de travailler à partir du mésoderme.
Cœur	Le centre de l'Être. Sa présence symbolise l'archétype de la lumière réelle. Premier organe qui a répondu à la lumière réelle. Le réceptacle de l'Être, le trône de la Présence divine. Le cœur intègre l'illimité. L'être habille sa forme. le double de lumière vient car il n'a plus peur de perdre son habit de lumière.
Les trois conflits de base	- Conflit primordial - Conflit de la perte de la forme - Conflit de l'intégration de la forme Si ces conflits ne sont pas actualisés, ils se projettent dans le phénoménal sous forme de linéarité continue, entretenue par le mental.
Conflit de la forme	Perte d'information qui mène à la souffrance
Conflit d'intégration de la forme	La lumière réelle devient coagulée. Si ce conflit était résolu, nous serions lumière réelle et invisibles.
Conflit primordial	Conflit de passage du non-manifesté au manifesté = refus de passage. Tous les conflits, dans notre vie révèlent le conflit primordial. Nous cherchons constamment l'éternité dans l'éphémère = problème de rupture de symétrie de l'Être dans sa globalité non-

manifestée.
Il n'y a pas de solution pour ce conflit qui se répète à chaque instant car aucun miroir ne peut révéler la globalité de l'Être.

Colère C'est une émotion.

La regarder, ne pas l'analyser, ne pas la rejeter, ne pas la juge et prendre son potentiel informationnel. Exemple : Tu accueilles la colère qui est une émotion forte, négative (signe horizontal), tu la mets en orthogonalité. Tu l'intègres. Tu apportes un signe vertical. Le moins, avec un signe vertical, devient + (positif). L'ennemi devient un ami. Ta colère devient une force en toi, parce que tu ne l'as pas rejetée.
Une technique extrêmement subtile basée sur trois matrices soufies permet de gérer le déséquilibre lié à la colère.

Connexion Travail intérieur qui réveille la conscience. Cette constante non-manifestée, implicite est au fin fond de chaque être.

Conscience Est sans contenu, c'est l'Être.
La peur créé le contenu.
Trois consciences : état couplé à un état physiologique de veille, de réveil et de rêve.
Conscience ondulatoire = Amour en tant qu'état de conscience, il est dans l'élan.

Conscience meso, endo, ecto Remplacent les feuillets méso, endo et ecto. Pour recevoir les informations, la conscience méso doit devenir ondulatoire.

Corps Dans le manifesté, le corps est un

vortex = rythmicité temporo- spatiale = lumière condensée ou coagulée, une impulsion quantique changeante à chaque instant

Pour fonctionner, les organes ont besoin de la

conscience car le corps n'est pas un organe

figé. C'est un fleuve hyper changeant qui doit

être conscientisé

- Le corps est quantique, fluide, changeant, discontinu non-solide, c'est un processus d'évolution.
- Le corps est une image projetée, un hologramme qui a la connaissance que le mental ignore
- Le corps est un langage qui passe du corpusculaire à l'ondulatoire et inversement. La mouvance dans l'eau est remplacée par le langage. Ce n'est pas une densité, c'est de la matière vide remplie par une lumière.

Création Essentialité.

Démon Forme implicite.

Désir Connecté à l'objet. La joie est connectée sans objet.

Dhikr Répétition limbique qui permet de créer de nouveaux circuits neuronaux.
Le dhikr travaille sur la verticale toxique qui est l'agent actif de notre époque.

Discontinuité Tout ce qui est discontinu est quantique donc changeable. Contraire à la continuité. C'est le mental qui crée la continuité dans le phénoménal.

Double de lumière Un autre soi-même.
Nous sommes envoyés par notre double de lumière pour faire l'expérience de la dualité dans de ce monde électromagnétique.

Dualité Notre corps est une bipolarité active.
L'homme avait besoin d'être dans la dualité pour avoir une information de cette dualité. L'expérience de la dualité est une nécessité phylogénétique.

Dualitude Un état d'interface, pour intégrer l'unicité, la cause même de notre passage sur terre.
Le vrai travail consiste à être dans l'observateur et dans la dualitude pour activer la transcendance de la dualité.

Eau mémoire La mémoire se trouve dans l'espace entre deux molécules.

Ecoute S'ouvrir à l'autre en réveillant la qualité du silence dans l'espace entre deux pensées. Un état de rythme s'installe.
L'observateur naît dans la conscience de l'espace silencieux entre deux pensées et de ce fait, il est apte à écouter.
Conduit à l'amour, le Z°.

Ego Noyau de résistance, siège de fabrication d'images.

Elan C'est l'interface immobile entre deux

intentions.
L'élan de joie provient de la lumière réelle. Quand l'élan est présent, prendre conscience et lâcher, propulser, oublier et avancer.
Si je donne trop d'importance, je reçois l'opposé.

Energie

N'existe pas sans information.
Le vibrationnel est de l'information.
Nous sommes un potentiel énergie/information. Ce qui est énergétique est bipolaire et ce qui est dans l'univers réel est informationnel.
L'univers matriciel du voile est un univers énergie, ce qui explique pourquoi dans ce monde nous faisons toujours référence à l'énergie.
Pour le corps, on dit «il faut que tu aies de l'énergie». On a même créé la médecine énergétique qui devrait s'appeler : «médecine informationnelle».
L'univers réel n'a pas besoin d'énergie et ne vit pas en fonction de l'énergie. Il vit avec l'information et la résonance.
L'énergie est antagoniste et duelle.

Engendré (être)

Hologramme.

Electro-magnétique

L'univers électromagnétique ne dépasse pas 0,01%.

Dans cette pièce :
- 99,9 % de réalité invisible ou lumière réelle
- 0,01%, l'epsilon électromagnétique

Nous laissons la réalité de 99,9% et nous nous focalisons sur epsilon, véritable paradoxe.

Electron Un évènement.

Embryon A deux regards : un orienté vers la phylogénèse et l'autre vers la conscience évolutive pour mettre de l'ordre et structurer l'onde en particule.

Embryogénèse Ancêtre biologique de la cellule non-fécondée qui est unicellulaire ≠ phylogénèse où les cellules ont voulu travailler en symbiose.

Endogène Qualifie ce qui est intérieur à un système.

Engendrer Rien n'est créé tout est engendré dans ce monde.

Enzyme cosmique L'enzyme cosmique transforme le limbique. En posant mon regard sur une situation, je lui donne une autre pensée qui s'ouvre sur l'inconnu.

Epsilon Minuscule.

Etre Equivaut à se situer dans le T0 où se trouve la connaissance absolue.

Etres de guidance Formés par le Pr Aziz,El Amrani Joutey et :

- Sont dans la guidance et symbolisent le passage
- Prennent ce qui est, le transforme et émettent l'actualisation dans l'écoute de l'autre, sans vouloir le convaincre.

Etres de Ce sont les êtres vibrationnels qui émanent

Lumière les premiers de la Source.
L'impulsion de la Source est un mécanisme créationnel.

Etreté Présence non-temporelle, illimitée, ce qui est différent de l'existence.

Evénement Impulsion qui émane du vibrationnel qui s'actualise via une onde. Quand il est exogène, il relève de la conscience ectodermogène.
Je conscientise un évènement qui se répète, je le regarde, ne le juge pas, ne le rejette pas et le glisse dans un vortex.
Je le respecte, ne l'analyse pas car cela engendre de la lutte, de l'effort et de l'agressivité.
Si je respecte l'évènement, il m'envoie les infos, je me mets en syntonisation avec lui, je pose mon regard. L'onde devient corpuscule.
La loi de la bio-syntonie devient ondulatoire.
L'événement corpuscule devient ondulatoire par bio-syntonie.
Comment transcender un événement :

- Voir l'événement, son potentiel infini
- L'oublier = joie sans objet
- Entrer en résonance avec son aspect ondulatoire = spatialise dans le présent
- Les portes s'ouvrent du milieu le moins riche au milieu le plus riche, loi de syntonie. L'info n'est pas intégrée dans l'analyse
- Utiliser le vortex : AL SOUN AL QOUN AL NOUN
- Accueillir l'événement devient simple, plus facile. Il s'ouvre, se transforme en onde, passe de la condensation à

l'onde.

Existence	Relève de la phylogénèse, du phénoménal.
Exogène	Qualifie ce qui est extérieur à un système. de l'organisme. Exemple intoxication.
Expérience	Se focalise sous forme de mémoires.
Fécondation	C'est la danse cosmique. C'est une Interface. Le commencement est antérieur.
Femme	Est : • Cyclique et porteuse d'une information divine • Prêtresse, initiatrice • Comme une éponge vibratoire, elle va apprendre le rythme à l'homme, elle lui dit : «apaise-toi Habib, ne rentre pas dans l'activité linéaire qui est porteuse du champ électromagnétique» • Active l'onde plus facilement que l'homme
Les 3 feuillets	3 ensembles cellulaires. Les feuillets embryonnaires vont orienter toute la structure, toute l'organogenèse et la morphogenèse· Le corps est une structure tridimensionnelle, donc il faut structurer l'extérieur, l'intérieur et relier les deux.
Feuillet endodermique	En lien avec l'intérieur de mon corps dans la profondeur de ma matière : Organes profonds - Intestins - Poumons - foie… Le feuillet endodermique est isomorphe.

En résonnance avec le sujet, le JE.

Feuillet ectodermique — En lien avec la partie superficielle de mon corps : Peau - système nerveux.
En résonnance avec l'objet.

Feuillet mésodermique — Relie l'intérieur avec l'extérieur de mon corps : Muscles - vaisseaux - Os – Cœur.
En résonnance avec le verbe.

Foie — Laboratoire de transformation biophysique.

Force nucléaire faible — Reliance mésodermogène, catalyse de l'inconnu, l'impulsion de l'Etreté.
Force qui donne la possibilité à l'Être humain, d'être dans l'expansion.

- Cette force est activée dans l'amour et se manifeste par une trilogie de messagers : les bosons W^+ W^- et Z°

Force nucléaire forte — La condensation, l'inertie, le conservatisme, la lourdeur, la pesanteur, la mélancolie, la masse, la condensation, la rigidité, le fait d'être limité et limitant, confiné dans une forme.
Elle se manifeste par des messagers appelés : gluons.

Forme — La forme en tant que masse n'est pas unique, elle a des formes multiples.
En descendant dans le créationnel actif, changeant, la conscience est dans les formes : la forme physique, la forme démoniaque ; le démon, la forme bactérienne, virale, reptilienne, Dans la forme, tu intègres la dualité.

Il y a une autre forme plus subtile, dans une autre dimension. Il se peut que lorsque tu quittes la dimension de la forme physique, lourde, tu retrouves les autres formes.
Le but de l'approche matricielle est de ne pas rentrer dans ces formes, c'est de rentrer chez nous, dans la non-forme.

Formes implicites et explicites

Dans ma conscience se trouvent les démons, les entités, les bactéries, les anges, les êtres de lumière... encore appelés : formes implicites.
Les formes implicites sont une partie de moi, un autre moi-même, habillé d'une autre façon. La tradition nous dit "Si tu fais du mal à l'autre, c'est comme si tu le faisais à toi-même. Ne fais pas ce que tu ne veux pas que l'on te fasse !" L'autre c'est ma forme implicite, c'est encore plus significatif, c'est un autre moi-même habillé dans l'implicite.
Il y a plusieurs formes dans ce que l'on appelle les mondes parallèles, les univers parallèles, tu es là dans ta forme, mais l'autre forme implicite est là dans les univers parallèles.
Quand tu voyages dans un univers parallèle, dans l'infiniment bref, tu dois vivre la forme de cette dimension. Si tu apportes la forme dans ta dimension actualisée, tu risques d'être dans une problématique. L'infinitude de l'être vibrationnel se manifeste dans l'infinitude des formes et dans la forme, tu n'as pas une seule forme, tu as des formes infinies qui sont toutes activées par "MIM".
On ouvre les formes implicites avec nos pensées.
Si on se fait enlever les formes implicites, on

peut avoir des trous, des vides qui n'ont pas lieu d'être. On a donc à les intégrer, non à les rejeter.

Futur Projection du passé.

Glandes Les glandes pituitaire (hypophyse) et pinéale (épiphyse) permettent le dévoilement des mystères.

- La glande hypothalamus travaille sur la spatialité
- La glande pinéale travaille sur le temporel
- L'hypophyse fait le lien entre les deux glandes.

Guérison et état de transe La guérison est un processus qui actualise, à travers un voyage dans l'infiniment bref, une forme compatible avec ce que je vis.

Hétérogène Un processus de la vie. Quand il y a de la diversité, l'hétérogénéité va naître, quand il y a de l'homogénéité, la vie va disparaître.

Histoire Un élément de ma conscience.

How Etat non-formel, vibrationnel. Les anges, les En-Je, les archanges.

Hologramme Univers virtuel. Une variable parmi une autre variable, une image projetée en trois dimensions.
Exemple : Cette table est un hologramme, mais elle est réelle dans le référentiel hologrammique. Si je sors de ce référentiel hologrammique, elle devient illusoire, je peux

la transpercer.
Notre univers hologrammique est réel dans sa nature hologrammique, dans son propre référentiel. Par conséquent, dans mon propre référentiel, je peux toucher les objets, ils sont réels.
Comme disait Pribram : «L'univers est un hologramme interprété par un cerveau hologrammique».

Humain L'homme est linéaire dans sa structure.
La femme est cyclique, porteuse du rythme de l'information divine.

Infiniment bref Quand tu te laisses imprégner par le silence dans la musique, une porte s'ouvre et te propulse vers ce que l'on appelle l'infiniment bref.

Guidance C'est de l'esprit, du vibrationnel qui se manifeste avec les matrices agissantes.

Infinitude Quand elle se projette dans la forme, la forme est finie, mais l'infinitude compense sa projection dans la forme par une multitude de formes.
L'infinitude de l'être se traduit dans l'infinitude des formes, l'être sans forme se manifeste dans "MIM" sous plusieurs formes, donc la compensation de l'infinitude vibrationnelle se fait dans l'infinitude des formes.

Information Dans l'univers réel, c'est l'amour,, reliance par excellence qui n'a pas besoin d'énergie.
C'est un processus qui régule, dynamise et structure une fonction temporelle ou spatiale et qui se présente sous deux aspects : l'un

objectif, l'autre subjectif.

Intention Messager actif qui va actualiser un processus au niveau de l'interface de chaque vortex.

Interface L'interface entre la masse et la lumière agitée, c'est la membrane séparatrice de deux états différents entre la masse et la lumière agitée, puis entre la lumière agitée et la lumière réelle. Il y a deux interfaces et dans les interfaces, le vortex. Nous entrons dans l'interface à travers le silence

Isomorphe Les systèmes en résonance isomorphique : Le microcosme et le macrocosme. L'un est le reflet de l'autre, en passant par le mésocosme qui est l'être humain, qui relie le microcosme et le macrocosme.

Jeu Rester dans le jeu pour être dans le Je.

Jeûne Rester sans manger de nourriture solide, active l'hormone de croissance ce qui risque de déclencher des cancers = le jeûne est pervers. Les enzymes mangent tout ce qu'ils trouvent.

Karma Loi du voile ≠ des lois de l'univers réel. Substratum de la répétition limbique.
Le karma sert le passé car son contenu informationnel n'est pas encore intégré.
J'analyse des situations, des évènements qui se mettent en résonnance avec l'énergie du voile. L'info se perd.
Quand l'événement est analysé, il s'éclipse et se montre d'une autre façon.

La rotation matricielle Partir du non-manifesté pour aller dans la forme. Arrivé(e) dans la forme, il manque des informations pour vivre la dualitude. Aussi, la forme remonte dans la non-forme pour chercher l'information manquante.

Langage Est structuré dans la séparabilité.
C'est toujours l'autre qui est responsable…

Matière Du vide et de l'énergie en mouvement et en interaction.

Matrice Résonance intrinsèque dans la reliance, dans la non-séparativité, c'est une image projetée.

Mystères Voiles qui nous séparent de la Source.
Dosage du potentiel de réceptivité.

Liberté Art de choisir d'actualiser le temps de son choix. Résonance de l'Amour.

Lucifer La Source l'a envoyée pour engendrer la lumière agitée, le voile, la deuxième couche.

Lumière coagulée ou condensée La masse, le corps, tout ce qui dans notre monde est solide, palpable. Se trouve dans les 0,01%

Lumière agitée D'origine électromagnétique qui se trouve dans les 0,01%. Puisqu'elle est rusée, elle est agitée.
Tourne dans le sens des aiguilles d'une montre

Lumière réelle Est symbolisée dans la science comme

étant la force nucléaire faible qui se trouve dans chaque atome de notre corps.
C'est La Source, le champ de tous les possibles.
Lumière lourde ou Lumière immobile.
Les astrophysiciens disent que notre univers est l'assemblage de trois formes de lumière : la masse, la lumière agitée électromagnétique = 0.01% et le rayonnement noir qui dépasse les 99%.
Tourne dans le sens inverse des aiguilles d'une montre.

Mahajotey Sphère qui contient beaucoup d'Êtres de lumière. Sphère christique.
Propulse la personne lors de séance à distance

Maladie

- Résistance au passage de la lumière réelle
- Actualisation ou greffe d'une forme implicite qui est dans la structure de la forme.
- Quand on se défend, les problèmes commencent. Si je rejette la maladie, je rejette mon corps. Si je combats la maladie, j'apporte de l'effort, de la souffrance, du conflit. De ce fait, se déclenche une maladie auto-immune. Le corps crée un système physiologique d'auto-anticorps pour accomplir la fonction qui réside dans ma conscience.

Mantra Mot vibrationnel quantique.

Mariage cosmique Chute d'un fragment de la Source qui se vit à travers la rencontre de l'ovule et du spermatozoïde.

Masse Energie de ce monde.

Matière Particule et onde.
Se trouve dans les 0.01% de l'univers. 60 milliards de neutrinos traversent 1cm^3 de matière.
La matière se manifeste dans l'univers par des trous et du vide.

Matrices C'est un espace informant. Une portion d'espace où il y a une énergie, une information, des orientations, des structurations, des mécanismes de guidance.
Les 99 matrices représentent la conscience de la Source.

Matricialiser les appareils Insérer des informations, des formes dans la non-forme dans des appareils en "homéopathisant" la forme de chaque organe avec des formes diluées dans la non-forme, c'est-à-dire l'homéopathisation de l'espace.

Mère Divine La Shakti structure la non-forme dans la forme et inversement.
C'est la rotation, l'impulsion, la Présence, le témoin silencieux.
La guidance est une aide cosmique via la Mère divine.

Médecin Avec ses structures et ses connaissances mentales, il répond au respect de la trilogie : analyser les symptômes, sortir un diagnostic, trouver une thérapie adaptée.

Méditation Rythme du silence. L'observateur naît dans

la conscience de cet espace silencieux.
C’est réveiller l’espace silencieux entre deux pensées, la qualité du silence. C’est l’amour. Un état de rythme s’installe.

Méditer Inverser le processus de la pensée ≠ de penser.

Mémoire C’est un processus physiologique.
Condensation informationnelle.
La mémoire est une petite matrice qui se trouve entre les molécules d’eau, dans le corps. Elle est condensée dans l’eau. Quand la matrice disparaît, il reste une mémoire résiduelle nanonique.

Mésocosme Interférence entre l’infiniment petit et l’infiniment grand. L’être humain est le mésocosme qui relie le microcosme et le macrocosme.

Mental Conscience ectodermogène dont le contenu a une prédominance limbique. C’est la continuité. Il impose ses lois au corps.

MIM Porteur de la forme, la Vierge, la Mère divine. Résonance structurelle qui propulse la forme à actualiser en permanence au sein de notre conscience, comme étant la forme la plus compatible avec l’espace-temps actuel. C'est un travail de l’instant. Je me réveille et j’actualise ma forme.

Microzymas Structure l’entité matière, l’interface entre le vibratoire et la matière.
C’est une impulsion informationnelle à engrammer dans la lumière réelle. Quand on

meurt on laisse nos microzymas.
C'est une impulsion informationnelle qui reste. C'est l'immortalité.

Minéral Premier témoin silencieux de la résistance. Les pierres sont les témoins de la résistance.

Monde (le) Un élément de ma conscience.

Morphogénèse Ensemble des lois qui déterminent la forme, la structure des tissus, des organes et des organismes.

Mort Notre vie est cristallisée dans un passé que nous cherchons à retrouver.

Naissance Commence par l'ascension.

Nature Porteuse d'engendrement régressif.

La transcender et l'actualiser pour transcender le divin en nous.

Neurones 100 milliards sensibles au champ électromagnétique mais insensibles à la lumière réelle.

J'ai développé la sphère neuronale sensible au champ électromagnétique et ne vois le monde qu'à travers cet interface, je suis prisonnier(ère) de ce voile cosmique, alors que j'ai 900 milliards d'astrocytes qui eux, sont connectés à la lumière réelle.

Nombre Est nécessaire pour focaliser l'onde dans la dynamique de la forme.

Nombre d'or Est un attracteur de rythme, il le respecte. Entre 2 notes de musique, il y a le silence et dans le silence : le nombre d'or. Quand on se laisse imprégner de ce silence, une porte s'ouvre sur l'infiniment bref. On touche à une qualité informationnelle qui n'est pas électromagnétique. Le mental est chuinté.

Non effort Loi structurée dans la sphère astrocytaire ≠ des lois structurées dans le reptilien et le limbique.

Nourriture cellulaire Géométrie sacrée.

Observateur Naît quand je suis conscient de cet espace silencieux entre deux pensées. Exemple : je m'observe en train de parler alors l'onde se coagule et devient particule. L'observateur doit se mettre dans une conscience mésodermogène avec un contenu néocortical.

Ombre Perte du rythme.

Onde Résonance évolutive, ouverture qui s'actualise dans le champ de tous les possibles. L'onde se transforme en particule via l'effondrement de l'onde. Le feuillet mésodermique garde la réversibilité onde/particule et particule/onde.

Ordre Impulsion de l'interface. un processus énergétique et informationnel avec de l'énergie provenant de la lumière agitée et informationnel provenant de la Lumière

	réelle. C'est de la néguentropie, c'est mesurable
Organe	Partie du cops en mouvance quantique évolutive. Représente 0.01% de l'organe. Les 99% ne sont pas codifiés par le médecin
Organogénèse	La cellule primordiale a donné forme à toutes les cellules
Outils matriciels	Réveillent l'état de transcendance qui ouvre la porte à la résonance de la Lumière réelle. Contenu : formes géométriques compatibles avec les organes, avec une résonnance vibrationnelle qui s'appuie sur la géométrie sacrée. Les formes géométriques sont diluées dans la non-forme. Quand on réduit la forme, l'information augmente. C'est inversement proportionnel
Ovule	Phénomène de cyclicité. Avec le rythme, l'hétérogène se manifeste. L'ovule est porteur d'un rythme qui va ouvrir la porte au flux de l'hétérogène
Paradigme	Référentiel qui se trouve dans les 0.01% dans le monde énergétique. Aujourd'hui, dans un nouveau paradigme, on va réveiller l'informationalité de l'univers réel, de la Lumière réelle, au dépend de l'ancien paradigme qui a fait de l'énergie sa structure fondamentale
Partage	Notion de pardon. Donner une part de soi-même pour que la fluidité s'installe = le par don = résonance magnifique. Différent

	du fait de se sentir coupable qui serait la notion la plus grossière. Il y a un passage, des pas-sages et un partage
Particule	S'actualise dans le champ. Tout ce qui est particule se réfère au passé ou au futur
Pathogène	Qui donne des maladies
Pathologie	Alimentée par le voile. Dans 100 ans, les pathologies seront différentes, cependant, elles existent déjà, au niveau quantique, sous forme de variables implicites, dans le futur
Pêcher (le)	Perdre l'info, rater la cible. Conserver l'énergie de l'événement = limbique = dualité. Le pêcher = énergie = 0.01%
Pensée	Catalyse du désordre. Je pense donc, j'existe, dans le désordre. Penser, c'est activer un potentiel du voile à chaque instant. Cela relève de l'effort. Ce n'est pas être dans l'Être. C'est une fréquence, dans le champ magnétique, mesurable avec des électro encéphalogrammes. Il y a la Source de la pensée qui n'est pas la pensée. Ce n'est pas nous qui pensons, c'est quelque chose en nous qui pense, par un phénomène bio physique de syntonisation car nous sommes dans une trame qui nous emmène au-delà de nos volontés que nous ne pouvons pas maîtriser
Pensée limbique	Emane du cerveau limbique. Le paléo-encéphale est un cerveau d'automatismes, le siège des émotions

Petite voix	Conscience collective. Programme actif du voile en résonance avec la conscience collective : maladie, souffrance ...
Peur	Conditionne la forme. c'est régressif et phylogénétique
Phylogénèse	Histoire de l'expérience de notre système solaire que nous recevons, et intégrons lors de notre gestation. Quand nous nous posons une question, nous allons chercher la réponse dans la phylogénèse, le connu, dans le vécu non actualisé et ne correspond pas forcement à la vérité de l'instant présent. Chaque pensée se somatise dans le corps ou se met en résonance avec la somatisation
Point jonctionnel	Interface entre lumière réelle et lumière agitée. Passage alchimique dans la vie
Prana	Flux informationnel qui émane de la Source vers le manifesté. Une information circule
Présence (la)	Spatiale et non-temporelle. Quand on est dans la présence, on n'est pas dans le temps. La présence se conscientise en transcendant le temps
Prière (la)	Pour être dans la prière, il faut d'abord être dans la méditation, dans le silence. Quand la prière est activée par le mental dans l'agitation de la pensée, elle ne peut pas engendrer autre chose que son contenu qui est de l'agitation, voire même engendrer l'inverse du contenu de la demande ou aucune réponse

Problème On passe notre vie à écouter notre limbique, à essayer de résoudre nos soucis avec des expériences passées. Alors que nous sommes là, pour récupérer l'info de la Vie. Pour cela, il suffit d'entrer en syntonisation avec l'évènement. L'évènement excrète dans ma conscience, son info limbique que j'oublie. Facile Non !

Pr El Amrani Créateur et Initiateur de l'approche matricielle.
Médecin en médecine :

- Conventionnelle : endocrinologue, immunologue...
- Alternative : acupuncture, homéopathie.

En tant que chercheur, il a dirigé un grand laboratoire au Maroc.
De fortes expériences sur le plan cardiaque ont engendré un état de conscience différent qui l'ont amené à quitter la médecine conventionnelle pour ne se consacrer qu'à la médecine informationnelle

Qui sommes nous ? Des Êtres spirituels qui font l'expérience de la matière

RA Catalyse de l'ascension. Le Dieu Soleil, RA est un espace évolutif christique qui a un potentiel évolutif. C'est la Lumière christique. Dans le langage ésotérique, c'est Horus

Radian Réveille la fonction ondulatoire

Réalité Provient d'un potentiel collectif, champ

morphique entretenu par une force collective. N'existe pas dans ce monde où il n'y a aucune vérité.
Quand je commence à chercher le réel, c'est le piège de la vie. Qu'est-ce que je cherche ? Quelque chose qui existe déjà en moi. Et quand je la cherche, je la cache

Référentiel

Notre référentiel se trouve dans les 0.01%, dans le monde énergétique. Aujourd'hui, dans un nouveau paradigme, on réveille l'informationalité de l'univers réel, de la lumière réelle au dépend de l'ancien paradigme qui a fait de l'énergie sa structure fondamentale

Référentiel de l'approche matricielle

Le corps, la loi du non-effort dans la voie du juste milieu et la joie sans objet

Regard

Si je pose mon regard vers :

- La lumière réelle, je reçois la lumière réelle
- La lumière agitée, je reçois la lumière agitée

Je pose son regard pour voir si je fonctionne à partir de mon cerveau limbique

Religion

- Séparabilité qui projette dans l'après mort
- Discipline qui focalise un potentiel. Manque de transparence, de perméabilité à la Lumière réelle
- Inculque des dogmes

Rêve

Forme implicite future

Poser son regard	Active les neurones miroirs qui sont partout
Reliance	Se fait dans l'immobilité. La reliance résistante = l'ombre, les obstacles, l'énergie négative. Rien n'est négatif dans ce monde, tout évolue vers l'Êtreté
Résonance fondamentale	Est dans la non-forme
Résonateur	Impulsion vibrationnelle, comme un son primordial
Respiration	Entre inspir et expir = la constante, l'absoluité, le point activateur de la transcendance, via la respiration
Résistance	La maladie est une résistance car nous croyons que notre corps est solide. C'est l'incarnation dans la matière.
RITAM	Mot sanskrit qui signifie une vérité épousant une structure yin. Le "RITAM" est un son primordial qui a la qualité magnifique de propulser dans une sphère de vérité, de certitude, de présence
Rotation (la)	Symbolise notre conscience. Avec la rotation, j'actualise ma forme. Engendrée dans l'involution hologrammique, je crée dans l'évolution. Elle permet de transmuter : @ Les virus qui deviennent doux @ L'ortho fréquence du corps en rotation matricielle @ Met les entités dans le contexte

physiologique

Rotationnel Dans l'univers, tout est rotationnel. Une particule est de nature rotationnelle.
Il y a deux lectures, avec un Double regard :

- Quand une particule tourne, le physicien dit : «C'est une rotation lévogyre ou dextrogyre».
- Mais si un soufi pose son regard, il dit : « C 'est une forme de louange».

Personne n'ẹst dans la réalité absolue, c'est selon le regard que l'on porte.

Rythme Potentiel qui apaise les trois conflits de base.
Attracteur de Lumière réelle.
Porteur d'une structuration harmonieuse temporo spatiale. L'espace est dans le rythme.
Entre deux temps, il y a un état de silence et ce silence est une porte, un vortex dans lequel circule l'information de la présence surtout quand le rythme est cristallisé dans le nombre d'or.
C'est la loi du juste milieu qui prépare à la loi du non-effort.
Le gène du rythme s'appelle ADONAI. La Source est donc en moi. Je ne cherche pas ce qui est en moi. La vraie révolution est intérieure.
Le rythme du silence est commun à tout le vivant.

Sang Ne circule pas, est sous la pression de la lumière réelle.

Sacrifice	C'est l'illimité de l'Etre qui descend dans les structures.
Sacrum	Est en résonance avec le cœur, le rythme neuronal et les astrocytes.
Satan	Condensation, lumière coagulée.
Savoir	Tu vois ça ?
Sens (les)	Tout ce qui capté à partir des sens, relève de la lumière agitée
Séparabilité	On reste dans le temps. La séparation est un état continu et c'est un mécanisme du cerveau reptilien, qu'on retrouve dans le programme animal
Silence	Silence entre deux pensées
Sphère	Catalyse de l'interface, impulsion quantique qui touche la pluralité manifestée, vibration quantique qui réveille un potentiel réel, une vibration réelle : SAD QAF NOUN
Solution	N'existe pas. Lorsque je ne cherche pas de solution, cela s'alchimise de fait. Avoir en permanence le Double regard de façon à ne pas avoir une attitude figée dans la matière.
Sons primordiaux	Vibration qui n'a pas de sens. Les sons permettent de voyager au-delà du temps dans l'infiniment bref. Ils ont une potentialité quantique, un élargissement fonctionnel. Ils peuvent toucher le microcosme et réveiller le macrocosme par une symbolique vibratoire.

Soufisme Dans l'Islam, le soufisme est un peu le fils prodigue.

Source (la) Eternité, Être immuable qui a tout expérimenté dans l'instant bref, information infinie, T°, hors temps, connaissance absolue, le champ de tous les possibles.
Quand je suis à l'écoute de la Source, je choisis la variable la plus compatible avec moi.
On ne dit pas Dieu parce que l'on rentrerait dans la religion. Cette Source, pour se manifester, va épouser des lois cosmiques de la manifestation.
Elle se met au service du manifesté, du monde phénoménal pour voir ses variables qui seront actualisées.
Quand je prends acte de ce que Je Suis, sans discipline, je suis la Source et deviens, Je Suis

Sphère du point Interface entre Lumière réelle et Lumière agitée, point jonctionnel. Passage alchimique dans la vie

Sutras D'origine soufie, ils permettent l'alchimisation. Ce sont des points de passage, des ponts entre différentes variables.

Syntonisation Ce n'est pas nous qui pensons, il y a quelque chose en nous qui pense, et ce quelque chose en nous vient vers nous par un phénomène biophysique de syntonisation. Quand j'émets une pensée et si cette pensée entre en résonance en syntonisation avec une pensée au fin fond de la jungle avec une personne qui souffre, je vais souffrir. Un phénomène grossier, mais ça se passe comme ça, par phénomène de syntonisation. Exemple de la loi du 101ème singe

Systèmes actuels — Sont créés au niveau social, religieux… et basés sur des fonctionnements passés, sur une conscience endodermogène qui souffre, reliée aux individus, eux-mêmes reliés au voile

Système immunitaire — N'est pas un système de défense, c'est un système de tolérance Quand un germe entre dans le corps qui est espace infini, je lui laisse un petit espace. La paix se crée et tous peuvent vivre
Le comportement de mon système immunitaire est le reflet de ma conscience

Tachycardie — Le cœur bat vite car trop de lumière réelle

Temps — Occulte la Présence. Séparabilité entretenue d'une façon spatiale

Temps de Planck — Le mental a un horizon qu'il ne peut dépasser. Est-ce qu'il nous arrive de nous rencontrer nous-mêmes ? Ça se fait dans l'infiniment bref et ne se situe pas dans le temps. Quand je rencontre ma vraie nature, je fais un voyage dans l'infiniment bref, appelé «le temps de Planck» ou « l'intervalle de Planck », un temps nul, qui est T0, et un temps pratiquement nul, qui est 10^{-43}".

Dans cet infiniment bref, je voyage à chaque instant. Je ne peux pas vivre dans le phénoménal, si je ne fais pas ce voyage.
Je rencontre ma nature absolue, mon Être, mon absoluité, moi-même, ma réalité fondamentale, ma constante.
Je viens jouer avec les variables que j'appelle la VIE qui est un ensemble de variables. Je joue avec ces variables à qui, je ne donne pas d'importance

T0 (zéro) Connaissance absolue, connaissance infinie, la Source

Ténèbres Phénomène de la masse et de la lumière agitée

Transcendance Elément actif qui va transformer un état quantique pondéral, en état quantique vibratoire. Intégrer un potentiel qui va transformer le densifié, en ondulatoire. C'est un état de conscience physiologique, un processus dans la voie du juste milieu.
C'est :

- Réveiller le silence entre deux agitations. dans le phénoménal : la présence de l'être, l'absolu, la constante au sein des variables, des changements.
- Transformer le manifesté en non-manifesté, le solide en fluide, la particule en onde.

Pour transcender : poser son regard autrement. Masquer le discontinu abolit la transcendance

Travail	Consiste à être dans l'observateur, dans la dualitude et à activer la transcendance de la dualité
Trou blanc	Nous sommes un trou noir qui se connecte à un trou de ver pour arriver dans un trou blanc
Trou de ver	Passage d'un univers à l'autre
Trou noir	Laboratoire cosmique qui fabrique la Lumière réelle. Il transforme la masse en Lumière. Cette Lumière se propage dans toute la galaxie. Depuis 1999, les astrophysiciens ont découvert un trou noir au centre de notre galaxie
Univers	L'hologramme et le cerveau son hologramme interpénétrant. Chaque univers a son propre vortex
Végétal (la sphère)	Sphère qui s'active dans la lumière réelle. Elle est parmi les 6 programmes de base d'une matrice
Verbe	Tout ce que l'on exprime, s'imprime
Vérité	N'existe pas, il n'y a que des consensus
Verticale	Se trouve dans la Lumière agitée et dans la lumière réelle. Celle de la lumière agitée est toxique
Vibrationnel	Impulsion non fréquentielle, qui est ni électromagnétique, ni vibratoire. Dans la rotation, ce sont les premières phases créationnelles. "How" étant un son primordial qui symbolise le vibrationnel

Vie	Ecole cosmique de la dualité. Elle est faite de mécanismes qui s'activent pour manifester l'hétérogène, la diversité, le changement. Elle peut aussi rester la répétition du passé. La VIE, sous l'angle de la conscience évolutive, a un potentiel porteur de l'hétérogène
Voile	Champ électromagnétique. Interface prête à résonner avec la lumière réelle. Le passé, le karma et le péché sont des notions du voile
Vortex	Catalyseur qui nous fait voyager. Actualise la variable la plus compatible avec ce que je vis
Z°	Amour

Bibliographie

Elisabeth LEFEBVRE VASSELIN
Chemin vers la nutrition consciente Edition Ecole du Vivant

Juliana CONFORTO
Univers quantique Edition Vesica Pricis

Bruce LIPTON
La biologie des croyances Edition Ariane

Gregg BRADEN
La divine matrice Edition. Ariane

Alain CORNELY
Le regard de l'écoute Auto édition

Jacqueline BOUSQUET
Au cœur du vivant Edition Saint Michel

Rupert SHELDRAKE
Réenchanter la science :
Une autre façon de voir le monde Edition J'ai lu

Deepak CHOPRA
Le fabuleux pouvoir de vos gènes Edition Guy Trédaniel

Amit GOSWAMI
Pensez quantique pour développer le potentiel : la création quantique Edition . Guy Trédaniel

David BÖHM
La physique de l'infini Edition Sciences et connaissances

Ami lecteur, si tu souhaites être informé

des activités, des stages ou des formations

proposés par l'auteur,

"fais-toi" co-naître par mail

elisabeth.vasselin@sfr.fr

ou visite le site

http://ecole-du-vivant.com

TABLE DES MATIÈRES

Table des matières